Nikita Kandi

Nanotecnologia em Prótese Dentária

Nikita Kandi

Nanotecnologia em Prótese Dentária

ScienciaScripts

Imprint
Any brand names and product names mentioned in this book are subject to trademark, brand or patent protection and are trademarks or registered trademarks of their respective holders. The use of brand names, product names, common names, trade names, product descriptions etc. even without a particular marking in this work is in no way to be construed to mean that such names may be regarded as unrestricted in respect of trademark and brand protection legislation and could thus be used by anyone.

Cover image: www.ingimage.com

This book is a translation from the original published under ISBN 978-620-7-63911-3.

Publisher:
Sciencia Scripts
is a trademark of
Dodo Books Indian Ocean Ltd. and OmniScriptum S.R.L publishing group

120 High Road, East Finchley, London, N2 9ED, United Kingdom
Str. Armeneasca 28/1, office 1, Chisinau MD-2012, Republic of Moldova, Europe
Printed at: see last page
ISBN: 978-620-7-95296-0

ÍNDICE

1. INTRODUÇÃO

A palavra "nano" deriva da palavra grega para "anão"[1,2] . A nanotecnologia pode ser definida como a ciência e a engenharia envolvidas na conceção, síntese, caraterização e aplicação de materiais e dispositivos cuja organização funcional mais pequena, em pelo menos uma dimensão, se situa na escala nanométrica ou na bilionésima parte de um metro[3] . A génese da nanotecnologia tem as suas raízes na ciência coloidal do final do século XIX. O termo nanotecnologia foi cunhado pelo cientista japonês Dr. Nori Taniguchi em 1974 e foi definido como "o processo de separação, consolidação e deformação de materiais por um átomo ou uma molécula". Muito antes da introdução do termo "nanotecnologia", o conceito foi criado pelo físico Richard Feynman em 1959. A ideia foi intitulada "There's Plenty of Room at the Bottom" e apresentada numa reunião da American Physical Society no Instituto de Tecnologia da Califórnia em 1959. Embora Feynman não tenha aplicado o termo "Nanotecnologia ou Nanociências", descreveu o novo processo em que os cientistas podem manipular materiais a nível atómico ou molecular. A ideia de nanotecnologia foi aprofundada e promovida pelo Dr. Drexler, que publicou um livro intitulado "Engines of Creation-The Coming Era of Nanotechnology" (Motores da Criação - A Era Próxima da Nanotecnologia) no final da década de 1980. Em 1991, a publicação de Sumio Lijima "Helical microtubules of graphitic carbon" (Microtúbulos helicoidais de carbono grafítico) introduziu o conceito de nanotubos e impulsionou a investigação sobre nanomateriais.[2,4] A nanotecnologia distingue-se principalmente pela escala em que actua; um bilionésimo de metro ou um décimo de milésimo da largura de um cabelo humano[4] envolvendo átomos e moléculas individuais. Em termos simples, trata-se de engenharia à escala atómica e molecular.

A nanotecnologia envolve a manipulação de átomos individuais, o desenvolvimento de máquinas montadoras nanoscópicas e a criação de montadoras suficientes a partir de nanomáquinas denominadas replicadores[1] . As técnicas de fabrico destas estruturas à escala nanométrica podem ser divididas em duas abordagens: "de cima para baixo" e "de baixo para cima"[1.] . A técnica "de cima para baixo" procura criar dispositivos mais pequenos utilizando dispositivos maiores para orientar a sua montagem e a técnica "de baixo para cima" procura organizar componentes mais pequenos em montagens mais complexas[2] .

Apesar de a nanotecnologia ser uma ideia rebuscada e sem aplicações a curto prazo, as nanopartículas, os nanoporos[3] e os nanotubos[1] já desempenham um papel significativo na indústria, na proteção do ambiente, na medicina, na ciência e até no lar. Os materiais reduzidos à nanoescala podem subitamente apresentar propriedades muito diferentes das que exibem à macroescala, permitindo aplicações únicas. Por exemplo, substâncias opacas tornam-se transparentes, como o cobre; materiais inertes tornam-se catalisadores (por exemplo, a platina); materiais estáveis tornam-se combustíveis (por exemplo, o alumínio); sólidos transformam-se em líquidos à temperatura ambiente (por exemplo, o ouro)[5] ; isoladores tornam-se condutores (por exemplo, o silício). Grande parte do fascínio pela nanotecnologia deriva destes fenómenos quânticos e superficiais únicos que a matéria exibe à nanoescala. Os cristais chamados pontos quânticos contêm apenas algumas centenas de átomos e emitem diferentes comprimentos de onda de luz, dependendo do seu tamanho, podendo tornar-se úteis como marcadores biológicos da atividade celular.[4]

O interesse crescente nas futuras aplicações médicas da nano]\tecnologia está a levar ao aparecimento de um novo domínio denominado nanomedicina - aplicações da nanotecnologia para tratamento, diagnóstico, monitorização e controlo de sistemas biológicos[6] . É a ciência e a tecnologia de diagnóstico, planeamento do tratamento e prevenção de doenças, alívio da dor, preservação e melhoria da saúde humana, utilizando materiais estruturados à escala nanométrica, biotecnologia e engenharia genética e, eventualmente, sistemas complexos de máquinas moleculares e nanorrobôs. O seu principal objetivo é avaliar as oportunidades potenciais para melhorar os cuidados de saúde, bem como avaliar os riscos e benefícios destas novas tecnologias. O objetivo da nanomedicina pode ser amplamente definido como a monitorização, o controlo, a construção, a reparação, a defesa e o melhoramento abrangentes de todos os sistemas biológicos humanos, trabalhando a partir do nível molecular, utilizando dispositivos e nanoestruturas artificiais, em última análise para obter benefícios médicos. A investigação e o desenvolvimento de nanomateriais e nanodispositivos foram identificados como o desenvolvimento de tecnologia para satisfazer as aplicações biológicas e médicas.

A nanorrobótica é a tecnologia de criação de máquinas ou robôs à escala de um nanómetro (10^{-9} metros) ou próxima desta. Os nanorrobôs têm um diâmetro de cerca de 0,5-3 microns e serão constituídos por peças com dimensões da ordem dos 1-100 nanómetros construídos[5] . Prevê-se frequentemente que a nanotecnologia médica utilize nanorrobôs injectados no paciente para realizar o seu tratamento a nível celular.

Nubot é uma abreviatura de "Nucleic Acid Robots". Os Nubots são dispositivos de robótica sintética à escala nanométrica. A área biomédica está a fabricar compósitos de ossos artificiais a partir de fosfatos de cálcio nanocristalinos. Estes compósitos são feitos do mesmo mineral que o osso natural, mas têm uma resistência à compressão igual à do aço inoxidável. Considera-se que os nanorrobôs trarão avanços imprevisíveis para o diagnóstico e tratamento do cancro. Podem ajudar a intervenção biomédica com cirurgias minimamente invasivas para extrair tumores malignos no cérebro, e também melhorar o diagnóstico precoce de várias doenças, aterosclerose, melhorar a capacidade respiratória, a homeostase, suplementar o sistema imunitário, reescrever e substituir sequências de ADN[5]. A investigação futura centra-se nas aplicações das nanopartículas na bioanálise, incluindo a deteção sensível de bactérias utilizando sondas de nanopartículas, sequência de ADN/ARN, deteção precoce do cancro e tratamento da diálise renal.

A prótese dentária é um ramo importante da medicina oral. Com a melhoria do nível de vida das pessoas e a promoção do conhecimento sobre a saúde oral, a prótese dentária tem recebido cada vez mais atenção. A prótese dentária destina-se principalmente a tratar defeitos dentários, tratamento após perda de dentes, coroas e próteses, incluindo também a utilização de próteses artificiais para doenças periodontais, doenças da articulação temporomandibular e defeitos dos tecidos maxilofaciais. Os principais objectivos das próteses dentárias são restaurar a função dentária e a aparência facial e manter a saúde do utilizador. Os materiais dentários para próteses podem ser divididos principalmente em três categorias: resina, cerâmica e metal. São importantes para o fabrico de próteses dentárias, que contactam diretamente com a mucosa oral e são utilizadas a longo prazo no ambiente oral, pelo que os materiais dentários devem ter propriedades abrangentes e uma boa atividade biológica para funcionarem corretamente. Os materiais dentários devem ter uma certa resistência mecânica, dureza, maior resistência à fadiga, elevado módulo de elasticidade, baixa condutividade térmica e eléctrica, boa capacidade de moldagem e menor deformação por retração. A estabilidade química também é necessária, tal como a resistência à corrosão, o facto de não se quebrar facilmente e o envelhecimento. As cores dos materiais dentários podem ser formuladas e manter a estabilidade a longo prazo. No entanto, devido à natureza do próprio material, o uso continuado por um longo período em ambiente húmido, uma variedade de problemas ocorrerá durante o desgaste das próteses, como a adesão do pigmento, a mudança de cor e a fratura por envelhecimento.Nos últimos anos, os nanomateriais têm captado cada vez mais atenção devido às suas estruturas e propriedades únicas. O conceito de "nanomateriais" formou-se no início da década de 1980, referindo-se a materiais de dimensão zero, unidimensionais, bidimensionais e tridimensionais com um tamanho inferior a 100 nm. Os nanomateriais podem ser divididos em quatro categorias: nanopó, nanofibra, nanomembrana e nanobloco, sendo o desenvolvimento do nanopó o mais longo e a sua tecnologia a mais madura. Os nanomateriais têm uma dimensão reduzida, uma grande área de superfície, uma elevada energia de superfície, uma grande proporção de átomos de superfície e quatro efeitos únicos: efeito de dimensão reduzida, efeito de dimensão quântica, efeito de túnel quântico e efeito de superfície. O desenvolvimento dos nanomateriais enriqueceu consideravelmente o domínio da investigação em ciência dos materiais, incluindo os biomateriais. medida que a compreensão das propriedades dos materiais biológicos naturais e da microestrutura à escala nanométrica se vai aprofundando, o papel dos nanomateriais na ciência dos materiais biomédicos torna-se mais importante. Estudos demonstraram que um dente natural é um nanomaterial biológico, composto por esmalte, dentina e cemento com partículas à escala nanométrica. O esmalte dentário é composto por 80-90% de volume de apatite hidroxilada de carbonato deficiente em cálcio. Os cristalitos do esmalte humano maduro têm 26,3 ± 2,2nm de espessura, 68,3 ± 13,4nm de largura e entre 100 e 1.000 nm de comprimento (Figura 1). A dentina é um tecido hidratado composto por aproximadamente 50 vol.% de minerais, 30 vol.% de proteínas colagénicas e não colagénicas e 20 vol.% de fluidos. A matriz dentinária é composta principalmente por fibrilhas de colagénio do tipo I, formando uma matriz tridimensional, reforçada por cristalitos de apatite hidroxilada, medindo aproximadamente 20 nm de tamanho. Esta estrutura natural do tecido duro dentário fornece uma plataforma de base para a investigação biológica de nanomateriais com formas biomiméticas. Os nanomateriais têm sido desenvolvidos rapidamente e algumas investigações de nanomateriais têm sido efectuadas em prótese dentária. Muitos dos materiais dentários actuais estão disponíveis através da nanocristalização para melhorar o seu desempenho original e desempenham um papel continuamente importante nas aplicações orais. A investigação da nanotecnologia em materiais dentários centra-se principalmente em duas vertentes: uma é a preparação de novas nanopartículas inorgânicas e a outra é a modificação da superfície com nanocargas inorgânicas e, assim, desenvolver uma taxa de contração ultra baixa da resina de reparação. Através do desenvolvimento de nanocompósitos, propriedades como o módulo de elasticidade, a dureza da superfície, a contração da polimerização e a carga de enchimento foram melhoradas pela adição de nanomateriais. A base de dentadura nanocompósita tem uma maior resistência ao cisalhamento interfacial entre a matriz de resina e os nanomateriais, em comparação com a matriz de resina convencional, porque esta ligação supermolecular cobre ou protege os nanomateriais e cria uma interface espessa, o que aumenta a ligação entre as moléculas de resina e cria polímeros de maior peso molecular. Os nanomateriais são utilizados principalmente em cerâmica, resina e metal, proporcionando um enorme espaço para a melhoria e a inovação do material dentário. O material nanocerâmico tem um tamanho de grão pequeno e a porosidade inerente dos materiais é muito reduzida, melhorando, por um lado, a flexibilidade, a resistência e a plasticidade e, por outro lado, tornando o seu módulo de elasticidade semelhante ao do osso natural, melhorando consideravelmente a compatibilidade mecânica e a biocompatibilidade. O aparecimento da nanoresina pode alterar a natureza da resina e aumentar a sua resistência. A investigação sobre a adição de nanopartículas a este respeito promoverá a utilização de tais materiais.

materiais com grande eficiência e durabilidade serão, sem dúvida, uma grande vantagem para os dentistas e para os pacientes submetidos a tratamento protético.

2. HISTÓRIA DA NANOTECNOLOGIA

Nos últimos 10 anos, foram feitas numerosas previsões teóricas com base nas potenciais aplicações da nanotecnologia na medicina dentária, com diferentes níveis de otimismo[6] .

O mundo começou sem o homem e completar-se-á sem ele. Cloude Levi Strauss. Winfred Phillips, DSc, disse: "Temos de ser capazes de fabricar coisas, temos de ser capazes de analisar coisas, temos de ser capazes de lidar com coisas mais pequenas do que alguma vez se imaginou, de formas nunca antes feitas". Muitos investigadores acreditam que, no futuro, os dispositivos científicos que são reduzidos ao tamanho de ácaros poderão um dia ser capazes de grandes milagres biomédicos[7] .

A visão da nanotecnologia foi introduzida em 1959 pelo falecido físico Nobel Richard P. Feynman, que afirmou: "Há muito espaço na base".[2] propôs a utilização de máquinas-ferramentas para fabricar máquinas-ferramentas mais pequenas, que por sua vez serão utilizadas para fabricar máquinas-ferramentas ainda mais pequenas, e assim sucessivamente até ao nível atómico, referindo que se trata de "um desenvolvimento que penso não poder ser evitado"[2] . Em 2000, Freitas fez eco da previsão de 1959 na palestra popular do falecido físico Richard P. Feynman (que ganhou o Prémio Nobel da Física em 1965). Esta previsão acompanhou o nascimento da definição e visão da nanotecnologia, segundo a qual a precisão ao nível atómico proporcionada pelos dispositivos moleculares que operam à nanoescala era uma eventualidade tecnológica inevitável[6] .

Ironicamente, o próprio Feynman referiu-se ao ano 2000 nesta mesma palestra, prevendo uma incredulidade retrospetiva pelo facto de a atenção séria à nanotecnologia só ter sido dada em 1960. O tema da transição antecipada versus realizada da tecnologia emergente para a prática efectiva não é novo. O ritmo das suas aplicações à medicina dentária tem sido menos do que revolucionário. Mesmo assim, o impacto da nanotecnologia no ensino da medicina dentária captou o interesse dos académicos, que estão a avaliar o seu impacto nos currículos de medicina dentária[6] .

Richard P. Feynman sugeriu que as nanomáquinas, os nanorrobôs e os nanodispositivos poderiam, em última análise, ser utilizados para desenvolver uma vasta gama de instrumentos microscópicos de precisão automática e ferramentas de fabrico, podendo ser aplicados para produzir uma grande quantidade de computadores ultra-pequenos e vários robôs à escala nanométrica[7] . A ideia de Feynman permaneceu em grande parte por discutir até meados da década de 1980, quando o engenheiro K. Eric Drexler, formado no MIT, publicou "Engines of Creation", um livro destinado a popularizar o potencial da nanotecnologia molecular[7] .

Nano vem da palavra grega para anão[1] , geralmente a nanotecnologia é definida como a investigação e desenvolvimento de materiais, dispositivos e sistemas que exibem propriedades físicas, químicas e biológicas diferentes das encontradas numa escala maior (matéria mais pequena do que a escala de coisas como moléculas e vírus)[7]

Os cientistas no domínio da medicina regenerativa e da engenharia de tecidos estão continuamente à procura de novas formas de aplicar os princípios do transplante de células, da ciência dos materiais e da bioengenharia para construir substitutos biológicos que restaurem e mantenham a função normal em tecidos doentes e lesionados. O desenvolvimento de meios mais refinados de administrar medicamentos a níveis terapêuticos em locais específicos é uma questão clínica importante, para aplicações dessa tecnologia na medicina e na medicina dentária[7] .

O que é a nanotecnologia?

A nanotecnologia é a engenharia de sistemas funcionais à escala molecular.

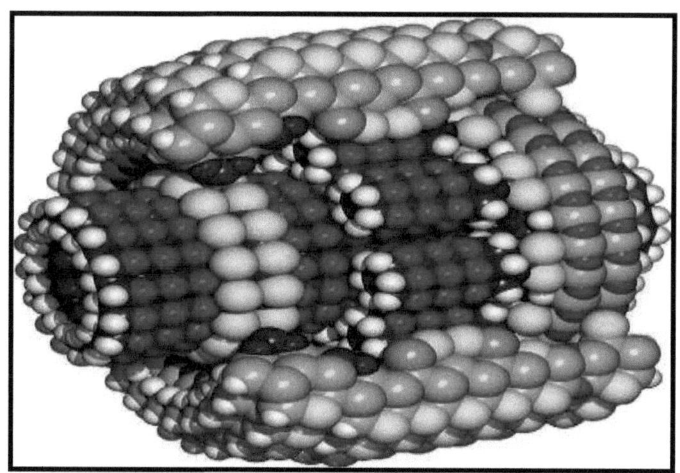

Na sua aceção original, "nanotecnologia" refere-se à capacidade projectada de construir objectos de baixo para cima, utilizando técnicas e ferramentas que estão a ser desenvolvidas atualmente para fabricar produtos completos e de elevado desempenho. O tema unificador é o controlo da matéria a nível molecular em escalas inferiores a 1 micrómetro, normalmente de 1 a 100 nanómetros, e o fabrico de dispositivos dentro dessa gama de dimensões[8] .

É um domínio altamente multidisciplinar e pode ser visto como uma extensão das ciências existentes à escala nanométrica ou como uma reformulação das ciências existentes utilizando um termo mais novo e mais moderno.

Passos para a obtenção de bens produzidos por nanotecnologia:

1. Os cientistas devem ser capazes de manipular átomos individuais.
2. O próximo passo é desenvolver máquinas nanoscópicas, chamadas montadores, que possam ser programadas para manipular átomos e moléculas à vontade.
3. A fim de criar montadores suficientes para construir bens de consumo, algumas nanomáquinas, chamadas replicadores, serão programadas para construir mais montadores[1] .

Prevê-se que a nanotecnologia venha a alterar os cuidados de saúde de uma forma fundamental:

1. Novos métodos de diagnóstico e prevenção de doenças.
2. Seleção terapêutica adaptada ao perfil do doente.
3. Administração de medicamentos e terapia genética[1]

Em termos gerais, as nanotecnologias consistem em três tecnologias moleculares que se sobrepõem mutuamente e que são progressivamente mais poderosas:

- Materiais e dispositivos estruturados à nanoescala que podem ser fabricados para diagnósticos e biossensores avançados, administração de medicamentos orientados e medicamentos inteligentes[5]
- Medicina molecular através da genómica, da proteómica, da biótica artificial (robôs microbianos[5] .
- Os sistemas de máquinas moleculares e os nanorrobôs médicos permitem o diagnóstico e a exterminação instantâneos de agentes patogénicos, bem como o aumento e a melhoria eficientes da função fisiológica natural[5] .

3. TIPOS DE NANOPARTÍCULAS:-

- **NANOPARTÍCULAS REVESTIDAS DE SÍLICA :**

As nanopartículas revestidas de sílica são candidatas ideais para o fabrico de gel de sílica e vidros dopados homogeneamente com diferentes tipos de nanopartículas.

O invólucro de sílica confere às nanopartículas core-shell precisamente as mesmas propriedades de superfície que as das unidades de sílica que são montadas durante o processo sol-gel, de modo a que não tenham qualquer tendência preferencial para a coagulação mútua e, por conseguinte, sejam colocadas aleatoriamente nas nanoestruturas finais[9] .

O gel de sílica dopado pode ser preparado por simples adição de silicato de sódio e neutralizador. Isto leva à formação de poros relativamente grandes, pelo que a luz se dispersa no interior dos materiais, que são menos transparentes. Os materiais mais agradáveis para aplicações ópticas podem ser preparados realizando o processo sol-gel através da hidrólise controlada de alcoxissilanos.

- **OLIGÓMEROS POLIÉDRICOSILSESQUIOXANO (POSS) NANOPARTICULOS:**

Os POSS são moléculas híbridas de silício e oxigénio, semelhantes à sílica e ao silicone. Quando misturadas com praticamente qualquer polímero comum, ligam-se às moléculas orgânicas e umas às outras, formando grandes cadeias que se entrelaçam através do polímero. O resultado é um polímero híbrido inorgânico-orgânico nanoestruturado. As cadeias de POSS actuam como fibras de reforço à escala nanométrica, produzindo ganhos extraordinários em termos de resistência ao calor. A tecnologia POSS deriva de uma classe de compostos em constante evolução, estreitamente relacionados com os silicones, tanto pela sua composição como por um sistema de nomenclatura comum. A tecnologia química POSS tem duas caraterísticas únicas: a composição química é híbrida, intermédia (RSiO1.5) entre a da sílica (SiO2) e a do silicone (R2SiO). As moléculas de POSS são fisicamente grandes em relação às dimensões do polímero e quase equivalentes em tamanho à maioria dos segmentos e bobinas de polímero.

Sistemas de polímeros POSS:

As moléculas de POSS podem ser consideradas como as partículas mais pequenas possíveis de sílica. No entanto, ao contrário da sílica ou das argilas modificadas, cada molécula de POSS contém funcionalidades reactivas ligadas covalentemente, adequadas à polimerização ou ao enxerto de monómeros de POSS em cadeias de polímeros. Cada molécula de POSS contém funcionalidades orgânicas não reactivas para solubilidade e compatibilidade dos segmentos de POSS com os vários sistemas de polímeros.

- **NANOPARTÍCULAS DE ZIRCÓNIO:**

A tecnologia CAD/CAM tornou possível preparar restaurações em cerâmica de alta resistência como a alumina e a zircónia. Anteriormente, as restaurações de cerâmica na região posterior estavam limitadas a unidades individuais. Agora, com a introdução da Zircónia como material dentário, os clínicos podem colocar todas as restaurações de cerâmica nas regiões anterior e posterior. Isto deve-se em parte à elevada resistência à flexão (quase duas vezes superior em comparação com a Alumina) e à elevada resistência à fratura do material cerâmico Zircónia.

Estes materiais são quimicamente semelhantes, consistindo em policristais de zircónia tetragonal tratados com 3% de óxido de ítrio e, em muitos casos, são também tratados com uma concentração muito pequena de alumina (< 0,25 %) para evitar a lixiviação do óxido de ítrio. Esta combinação garante a segurança e a longevidade das restaurações de Zircónia.

- **NANORODOS**

Chen e os seus colegas sintetizaram nanobastões de hidroxiapatite (HA) semelhantes a prismas de esmalte que exibiram propriedades de auto-montagem. Uma vez que são semelhantes aos bastões de esmalte que constituem a estrutura cristalina básica do esmalte dentário, os nanobastões poderiam contribuir para uma aproximação artificial prática dessa estrutura natural[6] .

- NANOSFERAS

Numa direção semelhante, a potencial transição para sistemas de restauração que também imitam processos à escala nanométrica já inerentes ao desenvolvimento natural do dente será também explorada neste artigo. Especificamente, a montagem da nanoesfera em conjunto com a deposição de fosfato de cálcio e a montagem da nano-cadeia de amelogenina serão discutidas num contexto de restauração[6] .

- NANOTUBOS

Os nanotubos de vários tipos têm sido investigados para aplicações dentárias numa série de direcções interessantes. Foi demonstrado *in vitro* que os nanotubos de óxido de titânio aceleram a cinética da formação de HA, principalmente num contexto de aplicações de crescimento ósseo para revestimentos de implantes dentários. Mais recentemente, foi demonstrado que os nanotubos de carbono de parede simples modificados (SWCNTs) melhoram a resistência à flexão das hemácias. A estes SWCNTs foi aplicado dióxido de silício em conjunto com agentes de ligação especializados de organosilano[6] .

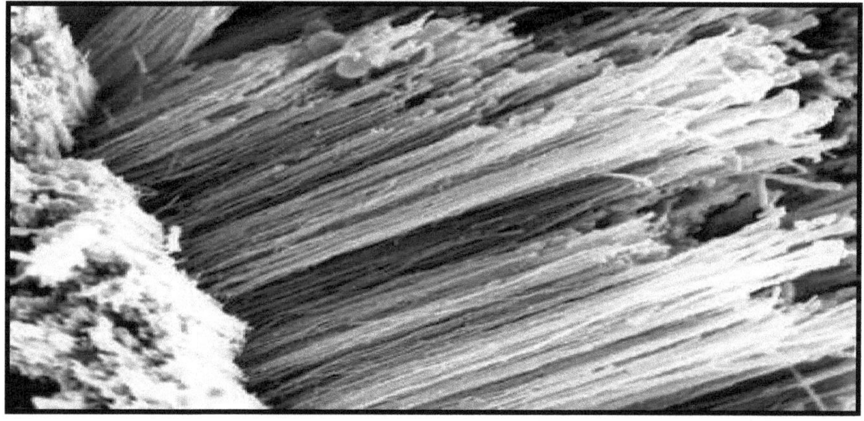

Nanotubos sintéticos com uma resistência à tração 100 vezes superior à do aço, mas com apenas um sexto do peso

- **NANOFIBRAS**

Foram revistas as nanofibras e as suas utilizações em aplicações biomédicas. Mais recentemente, as nanofibras foram utilizadas para produzir cerâmicas contendo HA e fluor-HA. Os cristais de silicato nanofibrilares também foram recentemente estudados como reforço de compósitos dentários, especificamente uma combinação do amplamente utilizado 2,2'-bis-[4-(metacriloxipropoxi)-fenil]-propano (Bis-GMA) com dimetacrilato de trietilenoglicol (TEGDMA) adicionado como agente de diluição.Adicionadas nas proporções corretas e com uma distribuição uniforme das fibras/cristais, foi demonstrado que as nanofibras melhoram as propriedades físicas destes compósitos[6] .

- **NANOGENERADORES**

Os nanogeradores produzem corrente eléctrica dobrando e depois libertando nanofios de óxido de zinco, que são simultaneamente piezoeléctricos e semicondutores. Os nanofios podem ser cultivados em películas à base de polímeros. A utilização de substratos poliméricos flexíveis poderá um dia permitir que os dispositivos portáteis sejam alimentados pelo movimento dos seus utilizadores.

"Os nossos corpos são bons a converter a energia química da glicose em energia mecânica dos nossos músculos", explicou Wang (docente da Universidade de Pequim e do Centro Nacional de Nanociência e Tecnologia da China), "estes nanogeradores podem pegar na energia mecânica e convertê-la em energia eléctrica para alimentar dispositivos dentro do corpo. Isto poderá abrir enormes possibilidades para a auto-alimentação[7] .

- **NANOSURGIA**

A nanocirurgia já está a ser explorada atualmente. Por exemplo, foi utilizada uma micropipeta de vibração rápida (100 Hz) com um diâmetro de ponta inferior a 1 μm para cortar completamente os dentritos de neurónios individuais sem prejudicar a viabilidade celular. A axotomia de neurónios de lombrigas foi realizada por cirurgia com laser de femtosegundo, após a qual os axónios se regeneraram funcionalmente. O Femtolaser actua como um par de nano tesouras, vaporizando o tecido localmente e deixando o tecido adjacente ileso. A cirurgia Femtolaser realizou os cromossomas individuais[7] .

- **NANORROBÔ CIRÚRGICO**

Um nanorrobô cirúrgico, programado ou guiado por um cirurgião humano, poderia atuar como um cirurgião semiautónomo no local, no interior do corpo humano, quando introduzido no corpo através do sistema vascular ou de cavidades. Este dispositivo poderia desempenhar várias funções, como a procura de patologias e, em seguida, o diagnóstico e a correção de lesões por nanomanipulação, coordenado por um computador de bordo, mantendo o contacto com o cirurgião supervisor através de sinais de ultra-sons codificados[7] .

- **MICROBÍVOROS NANOROBÓTICOS**

Os fagócitos artificiais chamados microbívoros poderiam patrulhar a corrente sanguínea, procurando e digerindo agentes patogénicos indesejados, incluindo bactérias, vírus ou fungos. Os microbívoros conseguiriam eliminar completamente até as infecções septicémicas mais graves em horas ou menos. Os nanorrobôs não aumentam o risco de sépsis ou choque sético porque os agentes patogénicos são completamente digeridos em açúcares inofensivos, aminoácidos e similares, que são os únicos efluentes do nanorrobô

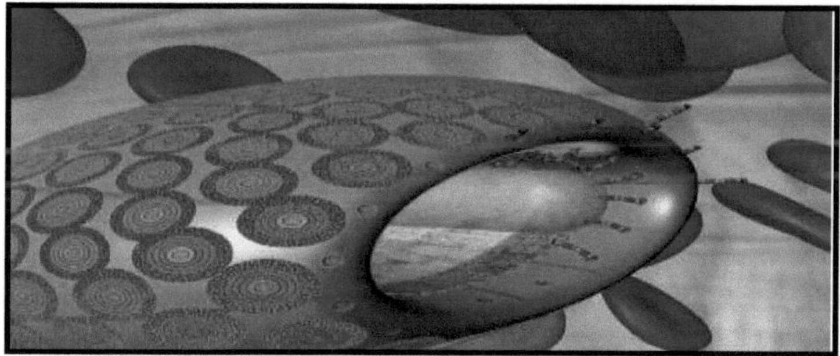

Fagócitos artificiais chamados "microbívoros" que patrulham a corrente sanguínea, procurando e digerindo agentes patogénicos indesejados

- **NANOSPONTES**

Atualmente, a maioria das overdoses de drogas legais e ilegais não tem uma forma específica de ser neutralizada de forma eficaz. A utilização de nanopartículas como absorventes de drogas tóxicas é outra área da nanociência médica que está a ganhar rapidamente impulso. O objetivo é conceber nanoestruturas que liguem eficazmente entidades moleculares que atualmente não dispõem de tratamentos eficazes. As nanoesponjas estão a ser colocadas na corrente sanguínea e estão a absorver moléculas de drogas tóxicas para reduzir a quantidade livre no sangue, o que, por sua vez, provoca uma resolução da toxicidade que existia antes de as nanoesponjas serem colocadas no sangue[7] .

- **NANOSENSORES**

Nanosensores desenvolvidos para uso militar no reconhecimento de agentes nocivos e armas químicas transportados pelo ar para detetar drogas e outras substâncias no hálito exalado. Basicamente, são utilizados para detetar muitas drogas no ar expirado, mas a quantidade detectada no ar expirado estará relacionada com a quantidade ingerida e também com o facto de a substância se dividir bem entre o sangue e o ar expirado. A toxicodependência, como a marijuna (e similares), a concentração de álcool, os testes de substâncias proibidas em atletas e os programas individuais de tratamento da toxicodependência são duas áreas que há muito necessitam de tecnologias de deteção do hálito. Isto irá eliminar totalmente os testes de urina num futuro próximo.

- **NANO REVESTIMENTOS**

A nanotecnologia tem potencial para oferecer avanços inestimáveis, como a utilização de nanorrevestimentos para retardar a libertação de medicamentos para a asma nos pulmões, permitindo que as pessoas com asma tenham períodos mais longos de alívio dos sintomas após a utilização de inalantes[7] .

- **NANOCOMPUTADORES**

Os nanocomputadores[10] assumiriam a importante tarefa de ativar, controlar e desativar esses dispositivos nanomecânicos. Os nanocomputadores armazenariam e executariam planos de missão, receberiam e processariam sinais e estímulos externos, comunicariam com outros nanocomputadores ou dispositivos externos de controlo e monitorização e possuiriam conhecimentos contextuais para garantir o funcionamento seguro dos dispositivos nanomecânicos. Esta tecnologia tem enormes implicações a nível médico e dentário[7] .

- **NANODIAGNÓSTICO**

Trata-se da utilização de nanodispositivos para a identificação precoce ou a predisposição para a doença a nível celular e molecular. No diagnóstico in vitro, a nanomedicina poderia aumentar a eficiência e a fiabilidade dos diagnósticos utilizando amostras de fluidos ou tecidos humanos através da utilização de nanodispositivos selectivos, para efetuar análises múltiplas à escala subcelular, etc. No diagnóstico in vivo, a nanomedicina poderia desenvolver dispositivos capazes de funcionar no interior do corpo humano, a fim de identificar a presença precoce de uma doença, identificar e quantificar moléculas tóxicas, células tumorais[7] .

- **NANOMEDICINA**

O domínio da "nanomedicina"[5] é a ciência e a tecnologia de diagnóstico, tratamento e prevenção de doenças e lesões traumáticas, de alívio da dor e de preservação e melhoria da saúde humana, utilizando materiais estruturados à escala nanométrica, biotecnologia e engenharia genética e, eventualmente, sistemas de máquinas complexas e não-robôs[11] . Foi considerado como abrangendo cinco subdisciplinas principais que, em muitos aspectos, se sobrepõem devido a questões técnicas comuns[7] .

- **MATERIAIS NANOFÁSICOS**

Os materiais nanofásicos são materiais promissores para várias aplicações biológicas, uma vez que os tecidos humanos são compostos por componentes nanométricos (proteínas, inorgânicos)[7] .

- **NANO-HIDROXIAPATITE**

A adesão e a proliferação de osteoblastos são significativamente maiores na hidroxiapatite (HA) nanofásica do que na HA convencional. Por conseguinte, a HA nanofásica representa claramente uma classe única e promissora de formulações de implantes maxilofaciais com propriedades osteointegrativas melhoradas. Para além do HA nanoestruturado, tanto a alumina como a titânia nanofásicas demonstram as mesmas propriedades. As nanopartículas de HA utilizadas para tratar defeitos ósseos são Ostim HA (Osartis GmbH, Alemanha). Vitosso (Orthovita, Inc) HA + TCP (fosfato tricálcico), e NanOSSTM HA (Angstrom Medica)[7]

- **CARBONO NANOFÁSICO**

As nanofibras de carbono têm propriedades mecânicas teóricas excepcionais que, juntamente com o facto de possuírem dimensões de fibra à escala nanométrica semelhantes à HA cristalina existente no osso, sugerem fortes possibilidades de utilização como material de implante maxilofacial[7] .

4. NANODENTISTRIA

A nanodentística tornará possível a manutenção de uma saúde oral quase perfeita através da utilização de nanomateriais, da biotecnologia, incluindo a engenharia de tecidos e a nanorrobótica[2] . As tendências em matéria de saúde e doença orais podem alterar a incidência em modalidades específicas de diagnóstico e tratamento[1.] . A ideia básica da nanotecnologia, utilizada no sentido restrito do termo, consiste em utilizar átomos e moléculas individuais para construir uma estrutura funcional[2] .

A investigação atual está orientada para a produção de uma vasta gama de diferentes estruturas à escala nanométrica. As técnicas de fabrico das estruturas podem ser divididas em duas abordagens: "top-down" e "bottom-up"[1] .

DUAS ABORDAGENS NO DOMÍNIO DA NANOTECNOLOGIA

1) ABORDAGEM DESCENDENTE

2) ABORDAGEM ASCENDENTE[4]

ABORDAGEM DESCENDENTE

As técnicas "top down" utilizadas para fabricar estruturas à escala nanométrica são, na sua maioria, extensões de métodos já utilizados na montagem em pequena escala à escala micrométrica[1.] . Através de uma maior miniaturização, entra-se na dimensão nano.

ABORDAGEM ASCENDENTE

A abordagem ascendente trata dos métodos de fabrico dos nanoprodutos e dos métodos utilizados para produzir estruturas à escala nanométrica[1] .

A nanodentística como abordagem ascendente:

- Anestesia local.
- Cura de hipersensibilidade.
- Dentifrício nanorobótico [dentifrobots].
- Durabilidade e cosmética dentária.
- Tratamento ortodôntico.

- Fotossensibilizadores e transportadores.
- Diagnóstico do cancro oral[1] .
- Tratamento do cancro oral[12] .

Nanodentistry como abordagem top-down:

- Nanocompósitos.
- Nanosolução.
- Materiais de impressão.
- Nanoencapsulação.
- Nanoneedles.
- Materiais de substituição óssea[1] .

Abordagens inovadoras da nanotecnologia e suas aplicações na medicina dentária.

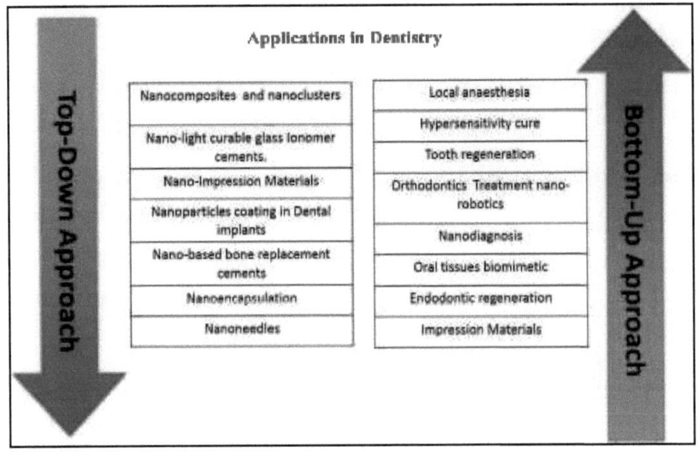

4A)A NANODENTÍSTICA COMO ABORDAGEM ASCENDENTE:-

1. INDUÇÃO DA ANESTESIA

Para induzir a anestesia oral na era da nanodentística, o profissional de medicina dentária instilará uma suspensão coloidal contendo milhões de "partículas" de nanorrobôs dentários analgésicos activos de dimensão micrométrica na gengiva do doente[1] . Depois de entrarem em contacto com a superfície da coroa da mucosa, os nanorrobôs ambulantes chegam à dentina migrando para o sulco gengival e atravessando sem dor a lâmina própria ou a camada de tecido solto com 1-3 micrómetros de espessura na junção cemento-dentinária. Ao chegarem à dentina, os nanorrobôs entram nos orifícios dos túbulos dentinários com 1 a 4 micrómetros de diâmetro e dirigem-se para a polpa, guiados por uma combinação de gradientes químicos, diferenciais de temperatura e até navegação posicional; tudo sob o controlo do nanocomputador de bordo, de acordo com as instruções do dentista. O diâmetro dos túbulos aumenta perto da polpa, o que pode facilitar o movimento dos nanorrobôs; embora as aberturas dos túbulos cirumpulpares variem em número e tamanho.

Os padrões de ramificação dos túbulos podem representar um desafio significativo para a navegação, porque exibem um sistema de anastomose canalicular intrincado e profuso que atravessa a dentina interbular, com a densidade de ramificação dentinária mais abundante em locais onde a densidade dos túbulos é baixa. Assumindo um comprimento total de trajeto de cerca de 10 mm desde a superfície do dente até à polpa e uma velocidade de deslocação modesta de 100 micrómetros por segundo, os nanorrobôs podem completar a viagem até à câmara pulpar em aproximadamente 100 segundos[10] . A presença de células naturais que estão constantemente em movimento à volta e dentro dos dentes - incluindo fibroblastos gengivais e pulpares humanos, cementoblastos na CDJ, bactérias dentro dos túbulos dentinários, odontoblastos perto do bordo pulpar ou dentinário e linfócitos dentro da polpa ou da lâmina própria - sugere que tais viagens devem ser viáveis por nanorrobôs de tamanho celular com mobilidade semelhante[2] . Uma vez instalados na polpa e tendo estabelecido o controlo sobre o tráfego de impulsos nervosos, os nanorrobôs analgésicos dentários podem ser comandados pelo dentista para acabar com toda a sensibilidade em qualquer dente que necessite de tratamento. Os analgésicos nanorrobóticos oferecem maior conforto ao doente, menor ansiedade, ausência de agulha, maior seletividade e capacidade de controlo do efeito analgésico, ação rápida e completamente reversível e evitam a maioria dos efeitos secundários e complicações[10].

2. GRANDE REPARAÇÃO DENTÁRIA

As técnicas nanodentárias para a reparação de dentes importantes podem evoluir através de várias fases de desenvolvimento tecnológico, primeiro utilizando a engenharia genética, a engenharia de tecidos e a regeneração e, mais tarde, envolvendo o crescimento de dentes novos inteiros in-vitro e a sua instalação[2,10].

Em última análise, a fabricação nanorobótica e a instalação de um substituto biologicamente autólogo que inclua componentes minerais e celulares, ou seja, a terapia de substituição completa da dentição, deverá tornar-se viável[3] dentro dos limites económicos e de tempo de uma visita típica ao consultório, através da utilização de uma instalação de fabrico de secretária acessível que fabricaria o novo dente no consultório do dentista[10].

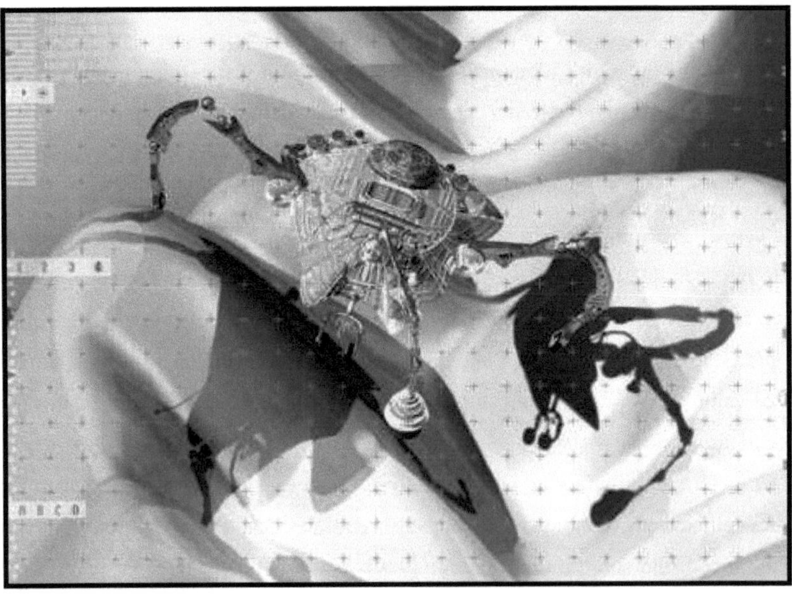

Um nanorrobô controlado à distância que executa um procedimento dentário de

restauração num dente de um paciente

3. PROCEDIMENTOS DE RENATURALIZAÇÃO

O procedimento de renaturalização da dentição pode tornar-se uma adição popular à prática dentária típica, fornecendo métodos de tratamento perfeitos para a medicina dentária estética. A procura aumentará para procedimentos de renaturalização coronal completa, nos quais todas as obturações, coroas e outras modificações do século XX para o visível são removidas com os dentes afectados remanufaturados para se tornarem indistinguíveis dos dentes originais vizinhos[10].

4. HIPERSENSIBILIDADE DENTÁRIA

A hipersensibilidade dentária é outro fenómeno patológico que pode ser passível de tratamento nanodentário. A alteração da pressão transmitida hidrodinamicamente à polpa pode causar hipersensibilidade dentária. Muitos agentes terapêuticos proporcionam um alívio temporário para esta condição dolorosa comum, mas os nanorrobôs dentários reconstrutivos que utilizam material biológico nativo poderiam ocluir de forma selectiva e precisa túbulos específicos em poucos minutos, oferecendo aos doentes uma cura rápida e permanente[2,10,13].

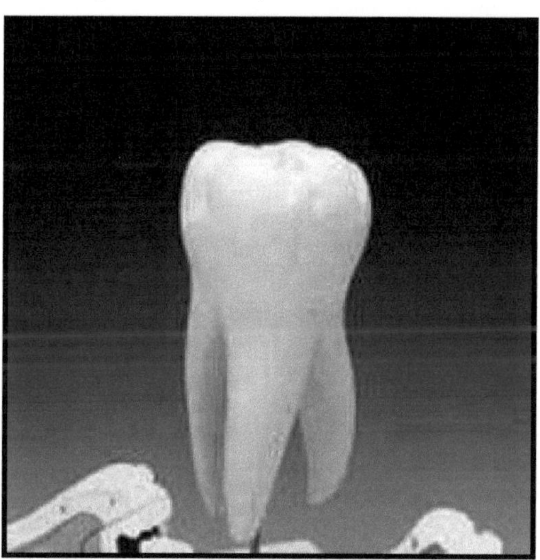

As esferas de cerâmica de hidroxiapatite de 40 nm são realmente boas para preencher os canais dos dentes, encaixando-se no seu interior de forma bastante uniforme e

penetrando nos orifícios a uma boa profundidade

5. REPOSICIONAMENTO DENTÁRIO

Os nanorrobôs ortodônticos podem manipular diretamente os tecidos periodontais, incluindo a gengiva, o ligamento periodontal, o côncavo e o osso alveolar, permitindo um endireitamento, rotação e reposicionamento vertical dos dentes de forma rápida e indolor, em minutos ou horas[13] . Isto contrasta com as actuais técnicas de verticalização de molares, que requerem semanas ou mesmo meses para serem concluídas[10] .

6. DURABILIDADE E APARÊNCIA

A durabilidade e o aspeto dos dentes podem ser melhorados através da substituição das camadas superiores de esmalte por materiais artificiais ligados covalentemente, como a safira ou o diamante, que têm 20 a 100 vezes a dureza e a resistência à fratura do esmalte natural, ou facetas cerâmicas contemporâneas, bem como uma boa biocompatibilidade[10] . A safira e o diamante puros são frágeis e propensos à fratura, resistentes como parte de um material compósito nanoestruturado que possivelmente inclui nanotubos de carbono incorporados[13] .

7. DENTÍFRICO NANORROBÓTICO (DENTIFROBOTS)

O dentifrício nanorrobótico que habita na suboclusão, administrado por um elixir bucal ou uma pasta de dentes, pode patrulhar todas as superfícies supragengivais e gengivais, pelo menos uma vez por dia, metabolizando a matéria orgânica retida em vapores inofensivos e inodoros e efectuando um desbridamento contínuo do cálculo[1] .

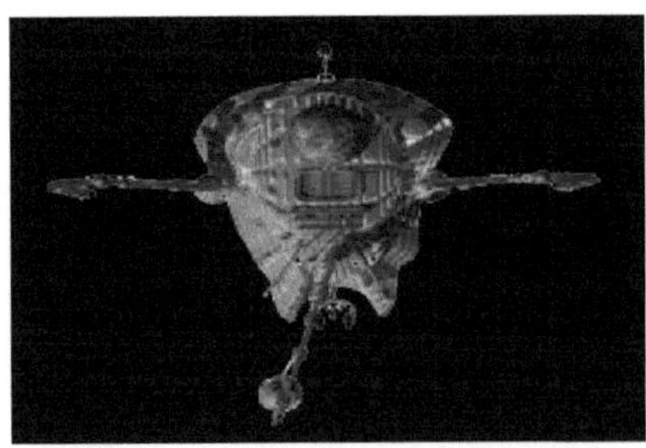

DENTIFROBOT

Estes dentifrobots quase invisíveis (1 a 10 micrómetros), talvez em número de 1000 a 100000 por boca e rastejando a 1 a 10 micrómetros por segundo, poderiam ter a mobilidade das amebas dentárias, mas seriam dispositivos puramente mecânicos baratos que se desactivariam em segurança se fossem engolidos[1] . Além disso, seriam programados com um protocolo rigoroso para evitar superfícies oclusais.

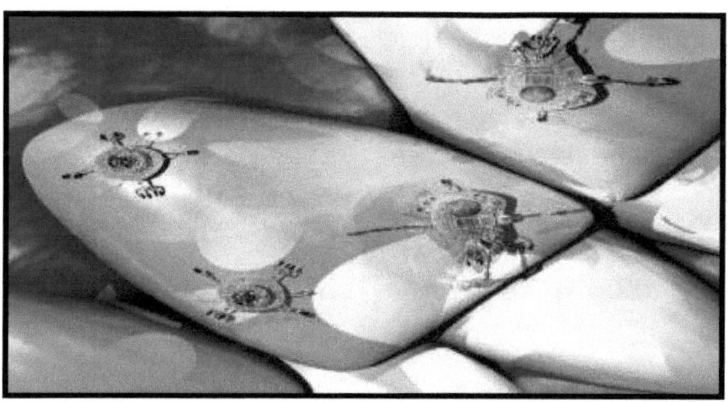

Quatro nanorrobôs controlados à distância examinam e limpam as superfícies suboclusais dos dentes de um paciente, perto da linha da gengiva...

Os dentifrobots corretamente configurados poderiam identificar e destruir as bactérias patogénicas que residem na placa bacteriana e noutros locais, permitindo simultaneamente que as cerca de 500 espécies de microflora oral inofensiva florescessem num ecossistema saudável. Os dentifrobots também proporcionariam uma barreira contínua à halitose, uma vez que a putrefação bacteriana é o processo metabólico central envolvido no mau odor oral. Com este tipo de cuidados dentários diários disponíveis desde tenra idade, as cáries dentárias convencionais e as doenças gengivais desaparecerão.

8. DIAGNÓSTICO DO CANCRO ORAL:-

O avanço da nanotecnologia na medicina dentária levou ao desenvolvimento de várias técnicas e métodos que permitem diagnosticar o cancro oral em fases precoces. São utilizados vários sistemas para diagnosticar o cancro oral e estes são[1] :-

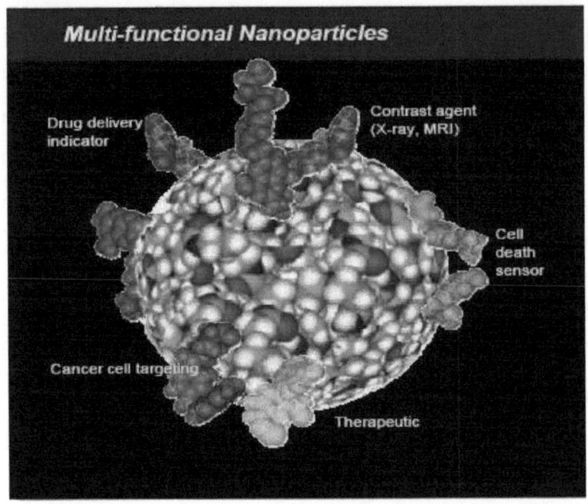

SISTEMA **NANOELECTROMECÂNICO** - converte sinais bioquímicos em sinais eléctricos[1] .

CANTILEVER ARRAY SENSORS - Tecnologia de deteção de massa ultrassensível

- Picograma(10-12)- bactéria
- Femtograma(10-15)-vírus
- Attograma(10-18)-DNA

MODALIDADE MULTIPLEXO:- Deteção simultânea de um grande número de biomoléculas diferentes em tempo real.

Aplicações:-

- Diagnóstico da diabetes mellitus
- Diagnóstico de cancros orais e de outros cancros
- Deteção de bactérias, fungos e vírus[1]

9. TRATAMENTO DO CANCRO ORAL:-

Foram desenvolvidos vários fármacos , sistemas de administração de fármacos e terapias utilizando a nanotecnologia. São os seguintes

- Nanomateriais para braquiterapia (Brachysil)
- Libertação de medicamentos através da barreira hemato-encefálica

- Nanovectores para terapia genética[1]

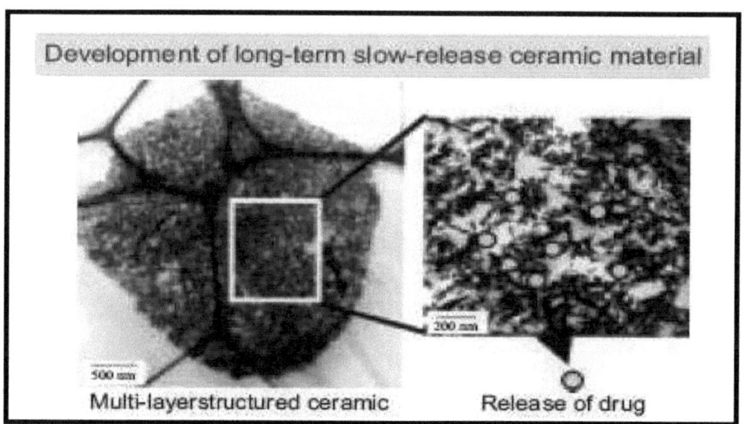

Desenvolvimento bem sucedido de uma série de materiais que permitem a libertação lenta de medicamentos durante 2 semanas ou mais

10. ***FOTOSSENSIBILIZADORES E TRANSPORTADORES:-***

Os pontos quânticos podem ser utilizados como fotossensibilizadores e transportadores, podendo ligar-se a anticorpos presentes na superfície da célula-alvo e, quando estimulados por luz UV, podem dar origem a espécies reactivas de oxigénio, sendo assim letais para a célula-alvo[1] .

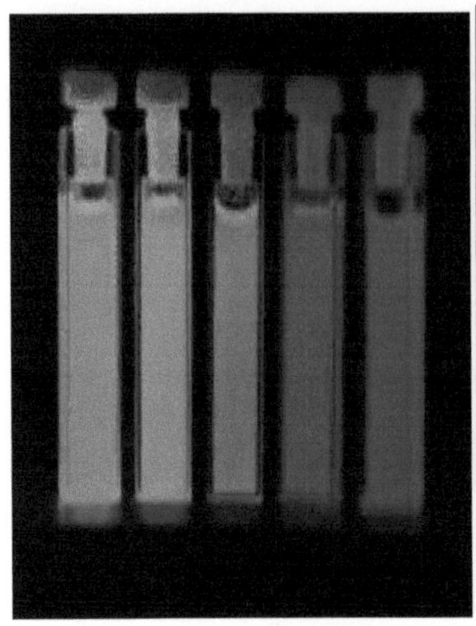 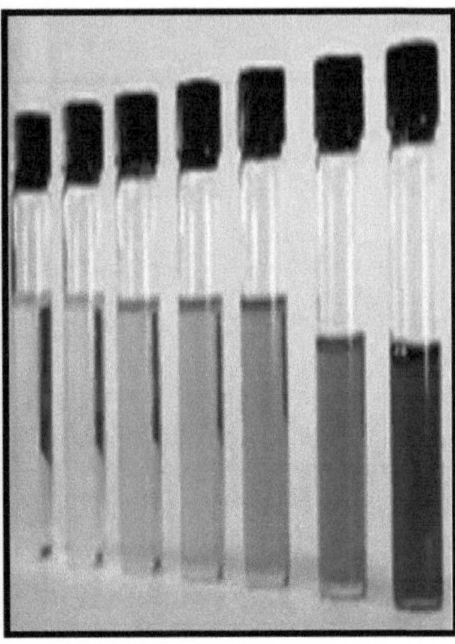

Os pontos quânticos podem ser fabricados para absorver e emitir luz de diferentes comprimentos de onda

NANORROBÔS NA MEDICINA DENTÁRIA:-

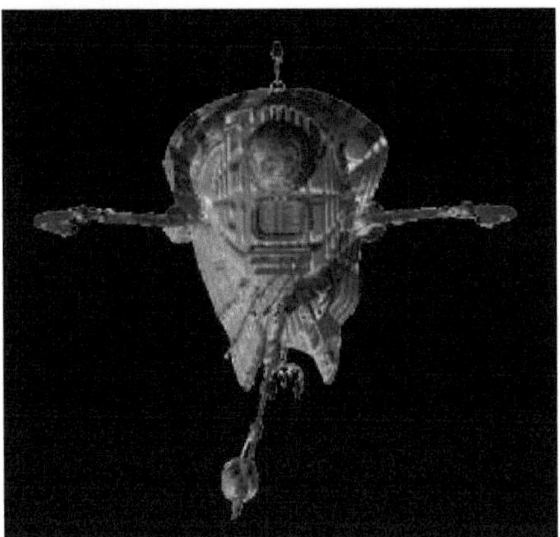

Freitas descreveu a forma como os nanorrobôs médicos podem utilizar mecanismos de motilidade específicos para rastejar ou nadar através dos tecidos humanos com recessão de navegação; citopentração (por exemplo, atravessar membranas plasmáticas como o processo odontoblástico sem romper a célula, mantendo a biocompatibilidade clínica) e utilizar qualquer uma de uma multiplicidade de técnicas para monitorizar, interromper ou alterar o tráfego de impulsos nervosos em células nervosas individuais.

Estas funções nanorobóticas podem ser controladas por um nanocompurador a bordo que executa instruções pré-programadas em resposta ao total de robôs locais através de sinais acústicos (como os utilizados na ultrassonografia) ou outros meios semelhantes aos de um almirante que comanda uma frota.

QUÃO SEGUROS SÃO ESTES NANORROBÔS:-

Os nanorrobôs não pirogénicos utilizados in vivo são o teflon a granel, o pó de carbono e a safira monocristalina. Os nanorrobôs pirogénicos são a alumina, a sílica e os oligoelementos como o cobre e o zinco. Se a pirogenicidade inerente à superfície dos nanodispositivos não puder ser evitada, a via pirogénica é controlada por nanorrobôs médicos in vivo[1] .

Os nanorrobôs podem libertar inibidores, antagonistas ou desreguladores da via pirogénica de uma forma orientada para absorver seletivamente os pirogénios endógenos, modificá-los quimicamente e, em seguida, libertá-los de novo no organismo sob uma forma inofensiva e inactivada[1] .

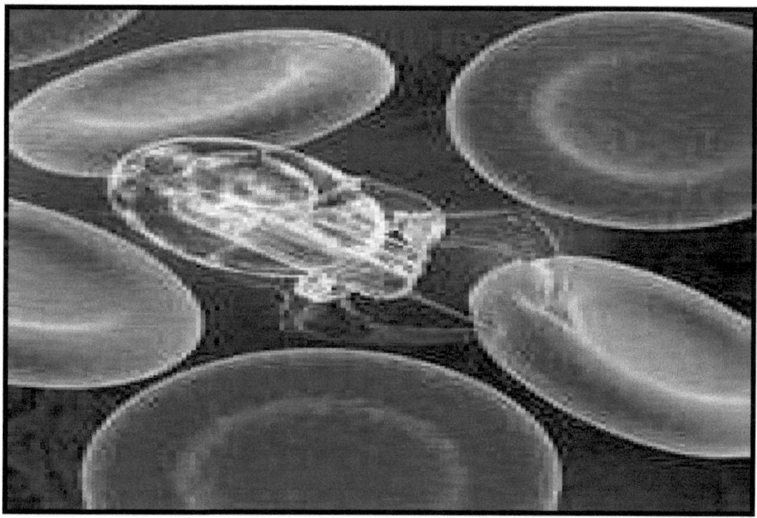

"Nanobot" que repara as células sanguíneas do corpo

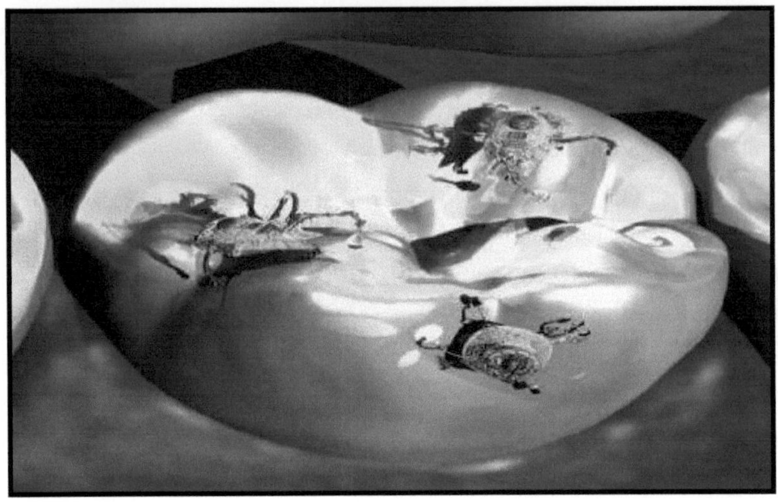

Nanorrobôs controlados à distância que examinam e limpam o dente de um paciente

4B)NANODENTÍSTICA COMO ABORDAGEM DESCENDENTE

1. *NANOCOMPÓSITOS*:-

A Nanoproducts Corporation fabricou com sucesso nanopartículas discretas não aglomeradas que são homogeneamente distribuídas em resinas ou revestimentos para produzir nanocompósitos[6] . O nanofiller utilizado inclui um pó de aluminossilicato com um tamanho médio de partícula de 80 nm e uma relação 1:4M de alumina para sílica e um índice de refração de 1,508[1] .

Nanocompósitos...

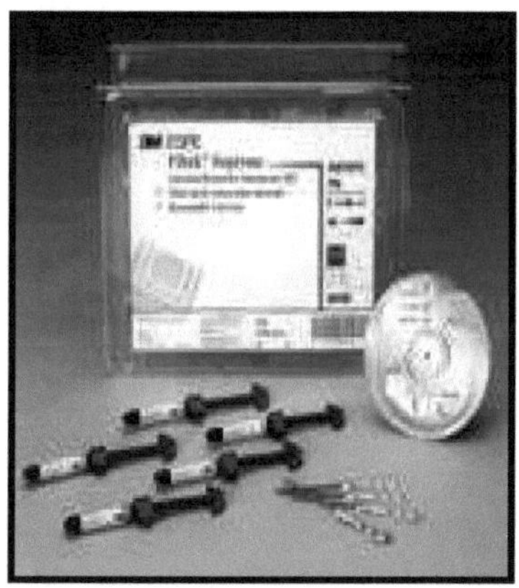

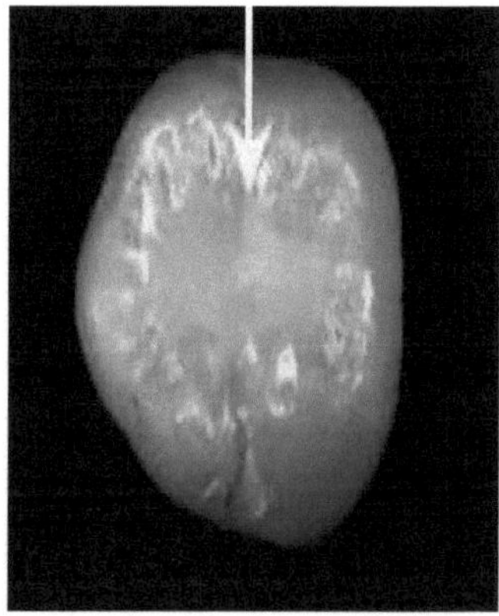

O nanocompósito combina a resistência de um híbrido e a beleza de um microenchimento

Vantagens:-

- Dureza superior
- Resistência à flexão, módulo de elasticidade e translucidez superiores
- Redução de 50% na retração do enchimento
- Excelentes propriedades de manuseamento[1]
- As propriedades são semelhantes às do líquido - não engrossar a resina
- Tamanho inferior à absorção da luz visível (0,4 - 0,8 mm) invisível
- Melhorar a capacidade de polimento da resina[9]
- Extrema relação superfície/volume e capacidade de encaixe entre várias cadeias de

polímeros

- elevada carga de enchimento em consistências trabalháveis.

2. *NANOSOLUÇÃO*:-

A Nanosolutions produz nanopartículas únicas e dispersíveis que podem ser utilizadas em agentes de colagem, o que assegura a homogeneidade e garante que os adesivos são perfeitamente misturados sempre que[1] .

Tipos de nanopartículas

- Nanoméricas: Trata-se de nanopartículas de sílica monodispersas, não agregadas e não aglomeradas. Reduzem o espaçamento intersticial e aumentam a carga de enchimento[9] .
- Nanoclusters: Trata-se de partículas de zircónio-sílica (2 a 20 nm) e de sal de zircónio (a partir de 75 nm) que são partículas esferoidais aglomeradas. Têm Dentina, esmalte e tons de corpo devido à radiopacidade e há uma elevada retenção de brilho com nanómero de sílica[9] .

3. *MATERIAIS DE IMPRESSÃO:-*

Os nanoenchimentos são integrados em vinilpolissiloxanos, produzindo uma adição única de materiais de impressão de siloxano. O material tem melhor fluxo, propriedades hidrofílicas melhoradas e maior precisão de detalhes[1] .

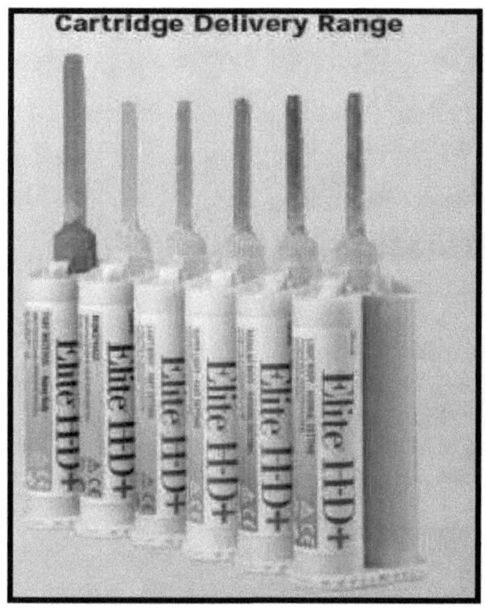

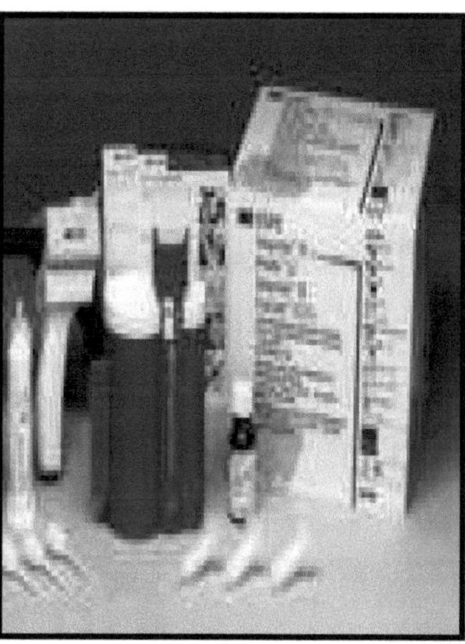

Excelente reprodução de pormenores. Resistência semelhante a uma massa quando se coloca a moldeira na boca.

4. *NANOCAPSULAÇÃO*:-

O SWRI [South West Research Institute] desenvolveu sistemas de libertação orientada que incluem nanocápsulas com novas vacinas, antibióticos e medicamentos com efeitos secundários reduzidos[2] . Atualmente, a Universidade de Osaka, no Japão, desenvolveu a libertação orientada de genes e medicamentos no fígado humano. As partículas L do envelope do vírus da hepatite B foram modificadas para formar nanopartículas ocas com um péptido indispensável para a entrada específica do vírus no fígado humano. Futuras nanopartículas especializadas poderão ser projectadas para atingir tecidos orais, incluindo células derivadas do periodonto[1] .

OUTROS PRODUTOS FABRICADOS PELA SWRI:-

- Vestuário de proteção e máscaras de filtração, utilizando nanoemulsões e nanopartículas antipatogénicas[1] .
- Apêndices médicos para uma cura instantânea:-

1. Nanofibras biodegradáveis - plataforma de distribuição de hemostáticos
2. Pensos para feridas com nanofibras de seda em desenvolvimento
3. Partículas de prata nanocristalinas com propriedades antimicrobianas em pensos

para feridas.

4. Nanocarreadores direcionados para o osso.

5. Foram também desenvolvidos materiais que promovem o crescimento de células de cartilagem e de osso[1] .

5. CERÂMICAS MOLDÁVEIS NANO-OPTIMIZADAS:-

- Nanofillers: Melhoram a capacidade de polimento e reduzem o desgaste.
- Nanopigmentos: Ajustam a cor da restauração aos dentes circundantes (efeito camaleão).
- Nanomodificadores: Aumentam a estabilidade (sem queda) do material e evitam a aderência aos instrumentos

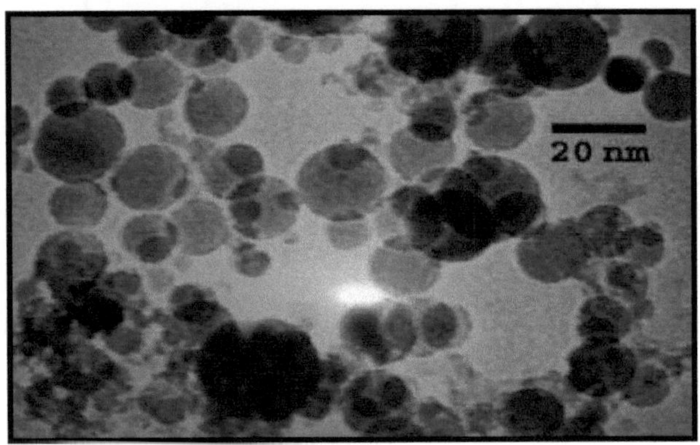

Cerâmica infiltrada de nanocompósito de alumina-zircónia

Uma nova cerâmica infiltrada ideal para aplicação dentária devido à sua resistência e transparência à luz

6. NANONEEDLES:-

Foram desenvolvidas agulhas de sutura que incorporam cristais de aço inoxidável de dimensão nanométrica[1] .

7. NANOTWEEZERS:-

Estão também a ser desenvolvidas nanopinças que tornarão possível a cirurgia celular num futuro próximo[1] .

8. *MATERIAIS DE SUBSTITUIÇÃO ÓSSEA:-*

As nanopartículas de hidroxiapatite utilizadas para tratar defeitos ósseos são

- Ostim
- VITOSS
- NanOss [2]

5. PRODUTOS DENTÁRIOS E NANOTECNOLOGIA

1. Nanopartículas em resinas (polimetacrilato de metilo (PMMA): As nanopartículas são adicionadas ao polimetacrilato de metilo como agentes antimicrobianos para aumentar a propriedade viscoelástica das resinas. A adesão da Candida albicans e a formação de biofilme são consideradas pré-requisitos essenciais para a estomatite dentária. A condição patológica oral, como a estomatite por dentadura, é causada principalmente pela aderência de biofilme na base da dentadura. A incorporação de nanopartículas nos materiais da base da prótese apresenta-se principalmente sob a forma de nanopartículas de prata e platina como um agente antimicrobiano eficaz. As nanopartículas de prata e os iões de prata interagem com as ligações dissulfureto do conteúdo glicoproteico/proteico dos microrganismos e são capazes de alterar a estrutura tridimensional das proteínas, bloqueando a funcionalidade do microrganismo.[14]

2. Dentes de dentadura

A resistência ao desgaste é a propriedade física mais desejada dos dentes de prótese. As próteses de porcelana são as mais resistentes ao desgaste, mas são frágeis, não aderem à base da prótese e são difíceis de polir. Os dentes de prótese de resina acrílica são mais fáceis de recontornar, mas sofrem um desgaste excessivo. Um dente de prótese de nanocompósito é composto por polimetilmetacrilato (PMMA) e partículas de enchimento de tamanho nanométrico uniformemente dispersas.[14]

Vantagens

- Material altamente polível, resistente a manchas e impactos
- Estrutura de superfície animada

Dureza superficial e resistência ao desgaste superiores.

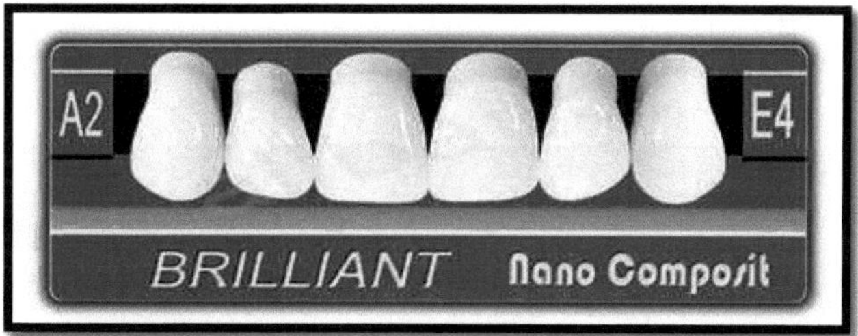

Dentes de dentadura em nano compósito

3. Nanofillers em adesivos dentários:-

As nanocargas são muito diferentes das cargas tradicionais e exigem uma mudança de uma abordagem de fabrico de cima para baixo para uma abordagem de fabrico de baixo para cima. Para fabricar partículas de carga dos compósitos mecanicamente fortes de hoje em dia (tais como macrofills, híbridos e micro-híbridos), parte-se de partículas densas e grandes (quartzo extraído, vidros fundidos, cerâmica) e tritura-se até à dimensão de partículas pequenas. No entanto, estes procedimentos de moagem normalmente não conseguem reduzir o tamanho das partículas de carga para menos de 100 nm (1 nm = 1/1.000 µm). Para contornar este obstáculo, recorreu-se a processos químicos sintéticos para produzir blocos de construção à escala molecular[9] . Os materiais foram montados em estruturas progressivamente maiores e transformados em cargas nanométricas adequadas para um compósito dentário.

4. Nanocompósitos

A **definição** de material nanocompósito alargou-se significativamente para englobar uma grande variedade de sistemas, tais como materiais unidimensionais, bidimensionais, tridimensionais e amorfos, feitos de componentes distintamente dissimilares e misturados à escala nanométrica. A nanotecnologia é utilizada para fabricar um sistema de compósito de restauração dentária que oferece elevada translucidez, elevado polimento e retenção de polimento semelhantes aos das micropartículas, mantendo simultaneamente propriedades físicas e resistência ao desgaste equivalentes a vários compósitos híbridos comerciais. As combinações de dois tipos de nanofillers resultam na melhor combinação de propriedades físicas. Com a combinação de uma estética superior, retenção de polimento a longo prazo e outras propriedades físicas optimizadas, espera-se que este novo sistema de nanocompósito seja útil para todas as aplicações de restauração posteriores e anteriores.

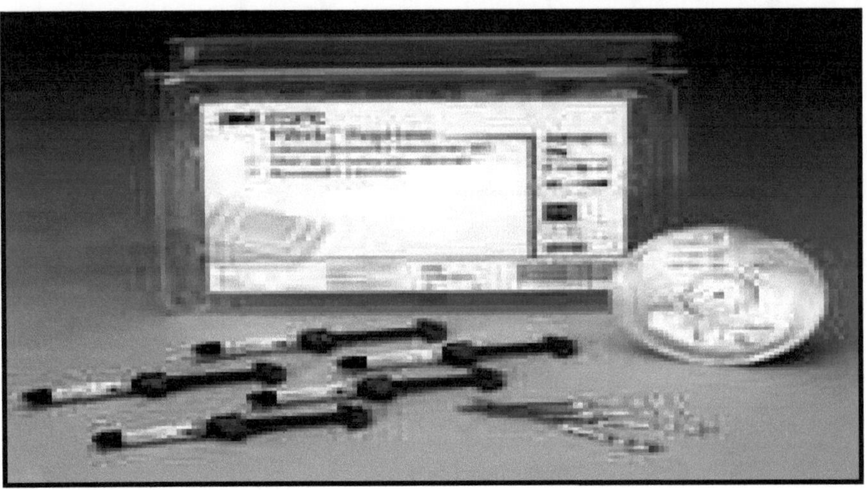

Os materiais dentários nanocompósitos são uma área de investigação em rápido crescimento. Um esforço significativo está centrado na capacidade de obter o controlo das estruturas à escala nanométrica através de abordagens sintéticas inovadoras. As propriedades dos materiais nanocompósitos dependem não só das propriedades dos seus

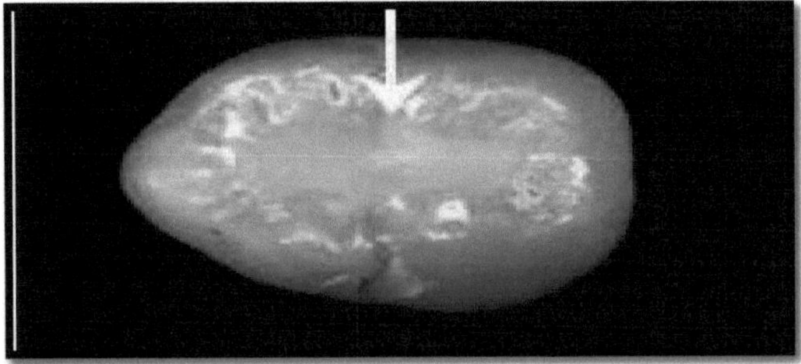

progenitores individuais, mas também da sua morfologia e caraterísticas interfaciais.

Este domínio em rápida expansão está a gerar muitos materiais novos e interessantes com propriedades inovadoras. Estas últimas podem resultar da combinação de propriedades dos constituintes originais num único material. Existe também a possibilidade de novas propriedades que são desconhecidas nos materiais constituintes de origem.

Uma grande quantidade de investigação está a ser dedicada ao desenvolvimento de nanocompósitos de diferentes tipos para várias aplicações, incluindo materiais estruturais, revestimentos de elevado desempenho, catalisadores, eletrónica, fotónica e sistemas biomédicos. Todas as propriedades têm uma escala de comprimento crítica e, utilizando blocos de construção mais pequenos do que a escala de comprimento crítica - como as nanopartículas -, é possível tirar partido das manifestações da física em pequenas dimensões. Um exemplo disto é a dispersão da luz. Quando uma partícula encolhe até uma fração do comprimento de onda da luz visível (0,4-0,8 μm), então não dispersaria essa luz em particular, resultando na incapacidade do olho humano para detetar as partículas. Este facto tem implicações tremendas para as propriedades ópticas dos materiais[9] .

Uma das contribuições mais significativas para a medicina dentária foi o desenvolvimento da tecnologia de compósitos à base de resina. Os compósitos adesivos têm a vantagem de conservar a estrutura dentária sólida com o potencial de reforço dentário, ao mesmo tempo que proporcionam uma restauração cosmeticamente aceitável. No entanto, nenhum material compósito foi capaz de satisfazer tanto as necessidades funcionais de uma restauração posterior de Classe I ou II como a estética superior exigida para restaurações anteriores. Foi desenvolvido um material de enchimento dentário compósito que pudesse ser utilizado em todas as áreas da boca com um elevado polimento inicial e uma retenção de polimento superior (típico dos microenchimentos), bem como excelentes propriedades mecânicas adequadas para restaurações de elevada tensão (típico dos compósitos híbridos). Para este fim, desenvolvemos novos nano-preenchimentos e depois nanocompósitos utilizando resinas de metacrilato avançadas e tecnologias de polimerização[9] . Os nanocompósitos comercialmente disponíveis são Filtek supreme standard (FSS) e Filtek supreme translúcido (FST)' Filtek Supreme Universal.

É a colocação deliberada, a manipulação e o nível mais elevado de controlo das partículas de enchimento de escala inferior a 100 nm na matriz de resina que apresentam o polimento de um microenchimento, mas a força e a resistência ao desgaste dos compósitos híbridos.

Compósitos com nanocargas

As partículas de tamanho nanométrico estão dispersas na matriz (1 a 100nm).

Compósitos nanohíbridos

As partículas de tamanho nanométrico são combinadas com a tecnologia de enchimento mais convencional (10 a 1000nm).

Vantagens das nanocargas nos compósitos de resina dentária

- As propriedades são semelhantes às do líquido - não engrossar a resina
- Tamanho abaixo da absorção da luz visível (0,4 - 0,8 □m) - invisível
- Melhorar a capacidade de polimento da resina
- Extrema relação superfície/volume e capacidade de encaixe entre várias cadeias de polímeros

- elevada carga de enchimento em consistências trabalháveis

- Aumento da dureza e da resistência ao desgaste

50% de redução da retração da polimerização e menos manchas

5) Cerâmica e nanotecnologia

Cerâmicas moldáveis nano-optimizadas

"Nano-optimizado" significa que determinadas tecnologias comprovadas foram preservadas no novo produto e melhoradas pela nanotecnologia, ou seja, foram adicionadas ao novo material partículas à e s c a l a nanométrica (10-9 m) para otimizar as su

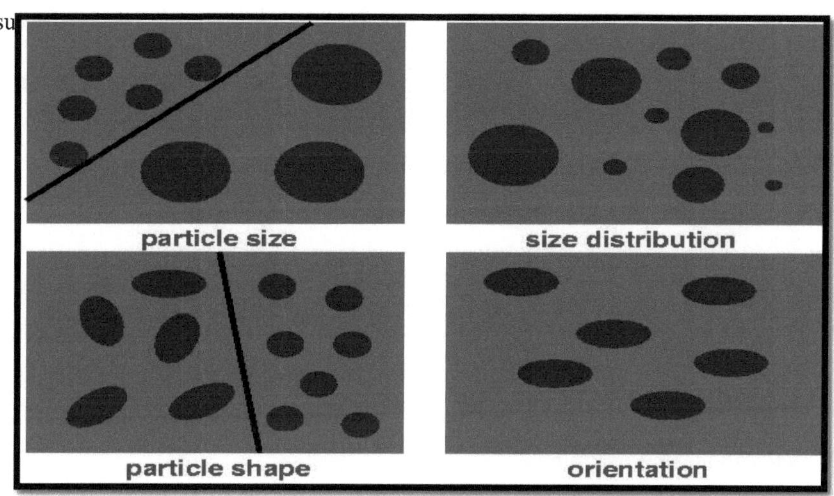

Propriedades

São utilizados três tipos de nanopartículas numa única resina composta:

Nanoenchimentos Nanopigmentos Nanomodificadores

Tipos e tamanhos de enchimentos:

O fluoreto de itérbio (uma carga patenteada pela Ivoclar Vivadent) confere ao material um nível excecionalmente elevado de radiopacidade. O pré-polímero (composto por cargas cerâmicas, monómeros e fluoreto de itérbio) é responsável por uma redução notável da retração e da tensão de retração. O óxido misto esférico é responsável pela redução do desgaste e confere ao material uma consistência óptima e uma translucidez realista[9] .

Produtos comerciais de nanocompósitos e compósitos nanohíbridos:

Filtek Z 350, Filtek supreme , Filtek supreme flow

1. Sinergia D6
2. Premissa Universal
3. Ceram.x
4. Tetric evoceram
5. Nanohíbrido universal Simile
6. Artiste nanohybrid flowable
7. Virtuoso Universal
8. Fluxo Grandio
9. Esmalte Estético Aelite
10. Gelo

FILTEK SUPREME PLUS

O 3M ESPE, FiltekTM Supreme Plus Universal Restorative começa como partículas de tamanho nanométrico; com uma média de 20 nanómetros de tamanho para a maioria das cores e 75 nanómetros de tamanho apenas para as cores translúcidas. A utilização destas partículas pequenas e esféricas foi excelente para o polimento. A empresa afirma que, através da fusão ou sinterização parcial de algumas destas partículas de tamanho nanométrico, é possível adicioná-las sob a forma de nanoclusters. Em condições de desgaste típicas, apenas partículas muito pequenas e individuais de tamanho nanométrico podem partir-se dos aglomerados, retendo assim o polimento. Isto resulta numa retenção de polimento excecional. Em comparação, um híbrido é composto por partículas grandes, de tamanho micrónico que, quando se perdem ou se partem, reduzem significativamente o polimento inicial. A restauração universal Filtek Supreme Plus também provou ter a resistência de um híbrido. A sua elevada carga de enchimento e matriz de resina avançada resultam em medições de resistência (resistência à compressão, flexão e diametral e resistência à fratura) que se comparam aos melhores produtos da indústria. A restauração universal Filtek Supreme Plus é verdadeiramente um compósito universal, com a estética necessária para restaurações anteriores e a resistência necessária para restaurações posteriores.

Propriedades do nanocompósito :

- **Resistência à compressão e resistência à tração diametral.**

A **resistência à** compressão **do Filtek supreme standard é de 426,2 Mpa; enquanto que a do Filtek supreme translucent é de 458,6 Mpa e a resistência à tração diametral do Filtek supreme translucent é de 87,6 Mpa; enquanto que a do Filtek supreme standard é de 80,7 Mpa.** As resistências à compressão e à tração diametral do Filtek supreme standard e do Filtek supreme translucent foram equivalentes ou superiores às dos outros compósitos comerciais testados.

- **Vestir:**

A taxa de desgaste da formulação translúcida Filtek Supreme foi estatisticamente equivalente ou inferior à dos compósitos comerciais.

- **Resistência à fratura:**

A resistência à fratura do Filtek supreme standard e do Filtek supreme translúcido foi superior à de um dos compósitos ensaiados e equivalente à dos outros compósitos comerciais ensaiados

- **Resistência à flexão:**

A resistência à flexão do Filtek supreme translúcido é de 177,1 Mpa e a do Filtek

supreme standard é de 153,1 Mpa. A resistência à flexão do Filtek supreme standard e do Filtek supreme translúcido foi superior à de três dos outros compósitos e equivalente à do outro compósito comercial.

- **Retenção do polimento[11] :** Após ciclos de escovagem de curta duração (ou seja, 100 escovagens), tanto a formulação padrão como a translúcida do nanocompósito Filtek Supreme apresentaram uma retenção de brilho muito elevada, de 91 a 95%, respetivamente, do valor original. Gráfico de retenção de brilho

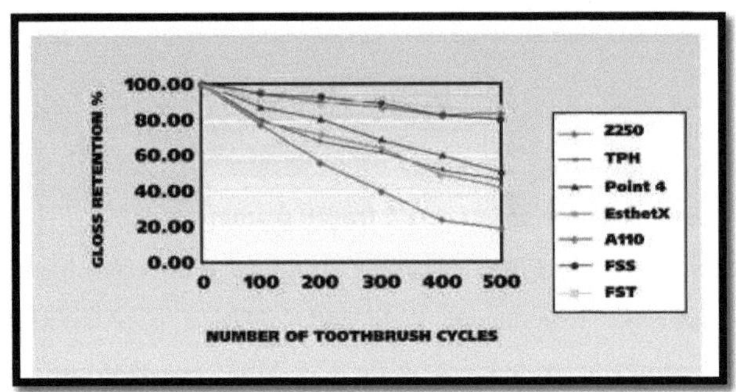

Compósito **híbridoNanocompósito**

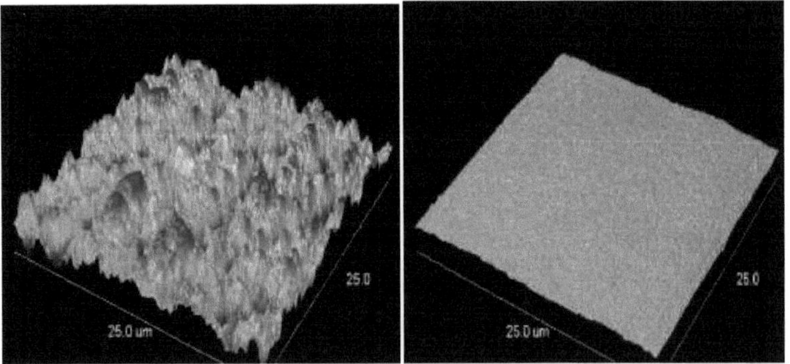

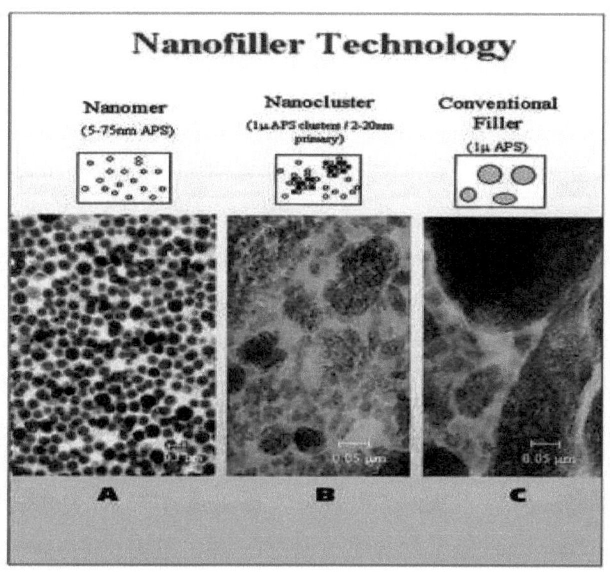
Nanofiller Technology
Nanomer
(5-75nm APS)
Nanocluster
Conventional
Filler
(1μ APS)
0.05 μm
0.05 μm
A
B
C

Propriedades ópticas:

Os nanocarregadores também oferecem vantagens em termos de propriedades ópticas. Em geral, é desejável proporcionar uma baixa opacidade visual em compósitos dentários não pigmentados. Isto permite ao clínico construir uma vasta gama de tonalidades e opacidades e, assim, proporcionar restaurações altamente estéticas. Nos materiais híbridos, as cargas são constituídas por partículas com um tamanho médio de 1 mm. Quando as partículas e a resina não têm o mesmo índice de refração, que mede a capacidade do material para transmitir luz, as partículas dispersam a luz e produzem materiais opacos. Nos materiais de partículas nanométricas, o tamanho das partículas é muito inferior ao comprimento de onda da luz, o que faz com que não sejam mensuráveis pelo índice de refração. Quando a luz entra, a luz de comprimento de onda longo passa diretamente através deles e os materiais apresentam uma elevada translucidez. Os discos feitos com enchimentos híbridos e microfill são bastante opacos. A amostra translúcida Filtek supreme feita predominantemente com o enchimento de partículas nanométricas é muito clara, uma vez que o fundo pode ser visto através do composto. Além disso, quando colocadas sobre um fundo preto, as nanopartículas dispersam preferencialmente a luz azul, dando ao compósito um efeito opalescente. A capacidade de criar um nanocompósito com uma opacidade muito baixa permite formular uma vasta gama de opções de cor e opacidade, desde as tonalidades muito translúcidas necessárias para o bordo incisal e para a camada final em restaurações multicamadas até às tonalidades mais opacas desejadas nas tonalidades de esmalte, corpo e dentina. O material comercial está disponível em três tonalidades translúcidas, sete tonalidades de esmalte, 13 tonalidades de corpo e sete tonalidades de dentina. Isto permite ao clínico a flexibilidade de optar por utilizar uma única cor ou uma técnica de estratificação de várias cores, dependendo do caso clínico em questão.

PREMISSA FLUIDA

Premise, um material de restauração universal com nanocargas, oferece um elevado polimento, excelente resistência mecânica e baixa contração de polimerização, tudo num único sistema. Três cargas de tamanho único trabalham em conjunto para atingir uma carga de volume muito elevada (84% em peso, 69% em volume).

Composição do material

O corpo, as tonalidades opacas e translúcidas (exceto Super Clear) são constituídos por:

- **Sistema de enchimento trimodal**

  1. Enchimento pré-polimerizado (PPF), 30 a 50 μm
  2. Vidro de bário, 0,4 μm
  3. Nanopartículas de sílica, 0,02 μm

- **Resina**

  1. Bis-fenol-A-dimetacrilato etoxilado
  2. Dimetacrilato de trietilenoglicol (TEGDMA)
  3. Iniciadores e estabilizadores de fotopolimerização

- **Dispersante polimerizável de organofosforados**

A cor Super Clear foi concebida para proporcionar um nível muito elevado de translucidez (70%) e utiliza nanoenchimentos discretos com um tamanho aproximado de 2-4 nanómetros. O Super Clear é carregado com 75% do peso.

Premissa Universal	
Tamanho médio das partículas μm	0.4
% de enchimento por peso	84
% de enchimento por volume	71.2
% de brilho após a escovagem dos dentes	51.7
% de retração volumétrica (método do disco ligado)	1,66
Flex. Resistência (MPa)	128
Flex. Módulo (MPa)	10185

Resistência à fratura (ml/2MPa)	1.32
Comp. Resistência (MPa) 3 x 5mm	354
Resistência à tração diametral (MPa)	59
Dureza Rockwell	599
Profundidade de cura (DOC) mm Método ISO	4.3
Radiopacidade	%215

2,95% Encolhimento

Menos 20% de retração do que as marcas líderes, minimizando o stress, a sensibilidade e as microfugas.

PROPRIEDADES FÍSICAS E QUÍMICAS

- Ponto de ebulição: N/D
- Gravidade específica (H20 = 1): 2.5
- Solubilidade em água: Insolúvel
- Aspeto e odor: Pasta colorida com um odor frutado semelhante a um éster.

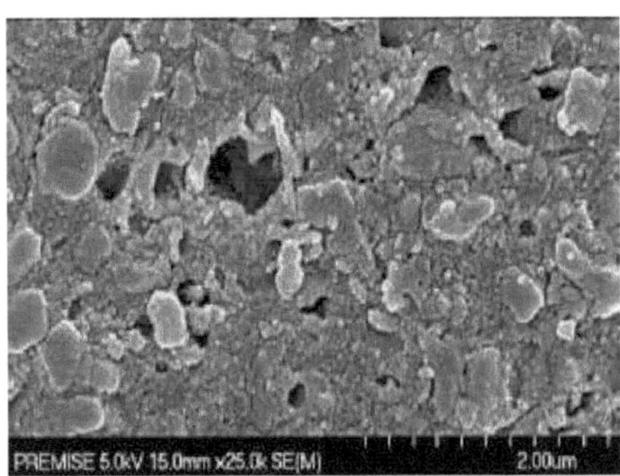

DADOS RELATIVOS AOS PERIGOS PARA A SAÚDE

Vias de entrada:

1. Pele: A exposição prolongada ou repetida a material não curado pode causar irritação ou erupção cutânea, especialmente em indivíduos sensíveis.
2. Olhos: Pode causar irritação e danos se não for removido imediatamente.

3. Inalação: A inalação prolongada ou excessiva pode causar irritação do trato respiratório.

4. Ingestão: O material não curado pode ser nocivo se ingerido.

PRECAUÇÕES PARA UM MANUSEAMENTO E UTILIZAÇÃO SEGUROS

Medidas a tomar em caso de libertação ou derrame de material: Absorver os derrames com material inerte. Manter o material derramado fora dos esgotos. Método de eliminação de resíduos: O material não polimerizado (não curado) pode ser um resíduo perigoso RCRA. Incinerar o material não curado de acordo com os regulamentos federais, estaduais e locais. Precauções a serem tomadas no manuseamento e armazenamento: Armazenar num local fresco e seco, afastado do calor, luz e ignição.

NANOCOMPÓSITO DE SINERGIA

Definição

O Coltène® SYNERGY® Nano Formula é um compósito híbrido fino, esculpível, radiopaco e altamente preenchido, que pode ser aplicado com uma seringa, para a restauração de todos os dentes. O sistema Coltène® SYNERGY® Nano Formula é constituído pelos seguintes cinco componentes:

1. Coltène® SYNERGY® Duo Shade Nano Formula cobre uma vasta gama de tons de dentes com menos tons.
2. Coltène® SYNERGY® Compact Nano Formula é um compósito embalável excelente para restaurações de grandes dimensões.
3. Coltène® SYNERGY® Transparent Nano Formula é um compósito de camada superficial altamente translúcido para melhorar o brilho ou para restaurar os bordos incisais.
4. Coltène® SYNERGY® Super White Nano Formula é útil para a restauração de dentes branqueados.
5. Coltène® SYNERGY® Flow é um compósito fluido para indicações especiais.
6. Coltène® SYNERGY® Nano Formula é curado numa cavidade dentária ou num modelo com Coltène® COLTOLUX ou outra luz azul de halogéneo.

COMPOSIÇÃO :

SYNERGY® Duo Shade

Bisfenol A diglicidilmetacrilato Bisfenol A dietoximetacrilato Trietilenoglicol dimetacrilato Vidro de bário, silanizado

Sílica amorfa, hidrofobizada Tamanho médio das partículas de enchimento: 0,6 µm

Intervalo de tamanho das partículas: 0,04-2,9 µm

SYNERGY® Duo Shade

Percentagem em volume da carga inorgânica total: 58 % Percentagem em peso da carga inorgânica total: 77 %

SYNERGY® Compact

Bisfenol A diglicidilmetacrilato Bisfenol A dietoximetacrilato Trietilenoglicol dimetacrilato Vidro de estrôncio, silanizado Sílica amorfa, hidrofobizada Tamanho médio das partículas de enchimento: 0,6 µm Intervalo de tamanho das partículas: 0,04-2,5 µm Percentagem em volume da carga inorgânica total: 59 % Percentagem em peso da carga inorgânica total: 74 %

SYNERGY® Flow:

Percentagem em volume da carga inorgânica total: 32 % Percentagem em peso da carga inorgânica total: 55 %

FÓRMULA SYNERGY® NANO

Synergy® Nano Formula incorpora o avanço de cargas esféricas de tamanho nanométrico. Isto proporciona propriedades superiores de manuseamento, resistência e mistura.

A FÓRMULA NANO PROPORCIONA: PROPRIEDADES DE MANUSEAMENTO INIGUALÁVEIS

- Não pegajoso - ideal para esculpir
- Compósito condensável e esculpível
- Excelente para todas as classes
- Totalmente adaptável à base da cavidade sem entrada de ar

- Não flui para trás no instrumento de colocação
- Excelente adaptação marginal e pontos de contacto

Indicações

Coltène® SYNERGY® Nano Formula é indicado para:

- Preenchimento direto de cavidades das classes I, II, III, IV e V (ver detalhes abaixo)
- Restaurações de resina preventivas
- Reparação de facetas em compósito/cerâmica
- Bloqueio de rebaixos
- Cimentação adesiva de restaurações de cerâmica e compósito

Coltène® SYNERGY® Duo Shade Nano Formula é especificamente indicado para:

- Obturação direta de todos os dentes
- Material mais translúcido na técnica de camadas
- Colagem de restaurações em compósito e cerâmica

Coltène® SYNERGY® Compact Nano Formula é especificamente indicado para:

- Obturação direta de dentes opacos
- Enchimentos diretos de classe V
- Material de base na técnica de camadas

Coltène® SYNERGY® Transparent Nano Formula é especificamente indicado para:

- Camadas superficiais translúcidas em todas as classes
- Reconstrução de bordos incisais
- Correcções de forma e cor para melhorar a estética
- Colagem de restaurações em compósito e cerâmica

Coltène® SYNERGY® Super White Nano Formula é especificamente indicado para:

- Restauração de dentes branqueados
- Restauração de dentes decíduos
- Caracterização das manchas de giz
- Mascaramento de dentes descolorados

Coltène® SYNERGY® Flow é indicado para:

- Obturações da classe V (cáries cervicais, erosões radiculares, defeitos em forma de cunha)
- Preenchimentos em dentes anteriores (classe III, IV)
- Pequenas obturações em dentes posteriores
- Preenchimento de cavidades mínimas
- Reparação de facetas em compósito e cerâmica
- Bloqueio de rebaixos
- Cimentação adesiva de restaurações de compósito e cerâmica
- Restaurações de resina preventivas

Contra-indicações

- Se o local não puder ser isolado após o condicionamento do esmalte e durante a aplicação e a cura de Coltène® SYNERGY® Nano Formula.
- Em caso de alergia aos componentes de Coltène® SYNERGY® Nano Formula.
- Se a higiene oral for deficiente.

Interações com outros agentes:

Os agentes que contêm eugenol e/ou óleo de cravinho podem afetar a polimerização do Coltène® SYNERGY® Nano Formula. A utilização de cimentos de óxido de zinco-eugenol em combinação com Coltène® SYNERGY® Nano Formula deve, por isso, ser evitada. Podem ocorrer descolorações aquando da utilização de colutórios catiónicos, indicadores de placa bacteriana ou clorhexidina

6) Materiais de impressão nanotecnológicos

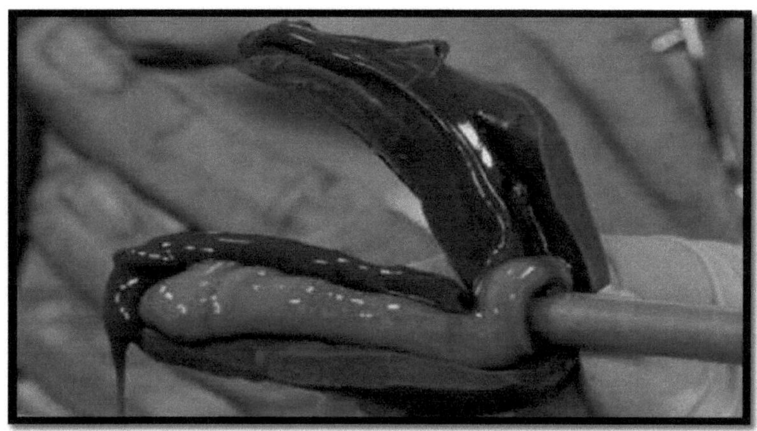

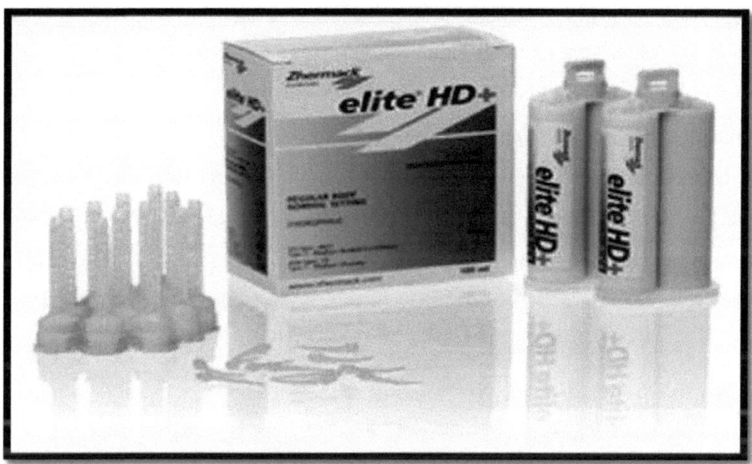

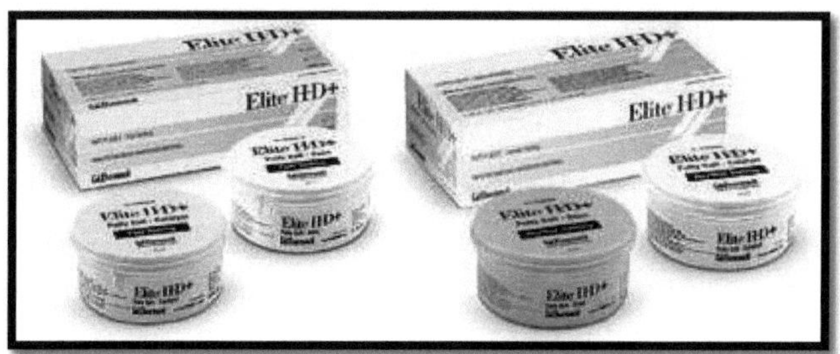

Estão disponíveis materiais de moldagem com aplicação de nanotecnologia. Os nanocarregadores são integrados nos vinilpolissiloxanos, produzindo um material de impressão de siloxano de adição único[15] . O material tem uma melhor fluidez, propriedades hidrofílicas melhoradas e maior precisão de pormenor.
Nome comercial: Nanotech Elite H-D [16]

Benefícios:

1. 1 minuto de tempo de trabalho, 2 minutos de tempo de ajuste oral
2. Baixo ângulo de contacto de ~30° para impressões precisas e fiáveis no ambiente oral
3. A excelente resistência ao rasgamento garante impressões fiáveis
4. Minimização do tempo de libertação de gases para colocação imediata de modelos Materiais de impressão

A fórmula das impressões de silicone Zhermack Elite H-D + incorpora uma combinação de polímeros orgânicos, partículas inorgânicas e nano cargas. O resultado é um silicone A com maior fluidez, elevada resistência ao rasgamento, propriedades hidrofílicas, resistência à distorção e resistência ao calor. A inclusão de nano partículas permitiu ao Elite H-D+ obter um grau de fluidez completamente diferente da viscosidade inicial. Quando se exerce pressão durante a moldagem, obtém-se uma excelente reprodução de pormenores infinitamente pequenos. Elite H-D
+foi também concebido para produzir um conjunto de encaixe que, consequentemente, reduz os erros causados por micro movimentos. Elite H-D + está disponível em viscosidades ligeira rápida, ligeira regular, média e pesada e é fornecido nos novos cartuchos de segurança.[17]

7) Nanoencapsulamento

O SWRI (South West Research Institute) desenvolveu um sistema de libertação orientada que inclui nanocápsulas com novas vacinas, antibióticos e fármacos com efeitos secundários reduzidos[2] . Atualmente, a Universidade de Osaka, no Japão, desenvolveu um sistema de libertação orientada de genes e fármacos no fígado humano. As partículas L do envelope do vírus da hepatite B foram modificadas de modo a formar nanopartículas ocas com um péptido indispensável para a entrada específica dovírus no fígado humano. Futuras nanopartículas especializadas poderão ser projectadas para atingir os tecidos orais, incluindo células derivadas do periodonto[15] . Foram desenvolvidos biomateriais à base de fosfato de cálcio. Estes biomateriais ósseos são uma pasta facilmente fluida e moldável que se adapta ao osso do hospedeiro. Apoia o crescimento da cartilagem e das células ósseas[1] .

8) Nanoneedles

Foram desenvolvidas agulhas de sutura que incorporam cristais de aço inoxidável de dimensão nanométrica

Estão também a ser desenvolvidas nanopinças que tornarão possível a cirurgia celular num futuro próximo. Nome comercial: Sandvik Bioline, agulhas RK 91 [AB Sandvik, Suécia].[1]

9) Condicionadores de tecidos

Os condicionadores de tecidos têm sido habitualmente utilizados para melhorar a recuperação dos tecidos que suportam as próteses após traumatismos, danos ou reabsorção do rebordo residual, normalmente causados por próteses mal ajustadas. Contudo, estes materiais degeneram com o tempo e são susceptíveis de serem colonizados por microrganismos.[18] Os condicionadores de tecidos podem ser mantidos limpos através de métodos mecânicos e químicos, mas isto pode causar danos consideráveis aos condicionadores de tecidos.[19,20] A prata é bem conhecida pelas suas caraterísticas antimicrobianas.[21] Assim, para ultrapassar este problema, são adicionadas nanopartículas de prata aos condicionadores de tecidos, uma vez que, devido ao seu tamanho mais pequeno, proporcionam uma grande área de superfície. De acordo com o estudo efectuado por Ki-Young Nam, o condicionador de tecidos modificado combinado com nanopartículas de prata apresentou propriedades antimicrobianas contra S. aureus, S. mutans a 0,1% e C. albicans a 0,5% após um período de incubação de 24 e 72 horas. O estudo não permitiu concluir se o efeito antimicrobiano resultou da libertação do catião de prata da amostra modificada para o meio de incubação ou do contacto direto entre o condicionador de tecidos Ag e as células microbianas.[22]

10) Cimentos dentários

Em medicina dentária, existe uma vasta gama de cimentos com diferentes aplicações em que a atividade antimicrobiana é relevante. A atividade antibacteriana do cimento de cimentação dentária é uma propriedade muito importante quando se aplicam coroas dentárias, pontes, inlays, onlays e facetas, porque as bactérias podem ainda estar presentes nas paredes da preparação ou ganhar acesso à cavidade se houver microinfiltração após a cimentação.[23] Para ultrapassar este problema, adicionaram-se nanopartículas de prata aos cimentos dentários. A prata tem sido utilizada pelas suas propriedades bactericidas há muitos anos. Tem sido utilizada na purificação de água, tratamento de feridas, próteses ósseas, dispositivos cardíacos e aparelhos cirúrgicos.[24.25] As nanopartículas de prata são utilizadas devido à sua vantagem de apresentarem uma forte atividade antibacteriana devido à sua maior área de superfície em relação ao volume.[26] Yoshida et al. mostraram que um cimento composto de resina incorporado com materiais contendo prata tinha um efeito inibidor a longo prazo contra S. mutans e propriedades mecânicas favoráveis.[26]

O Nano Ionomer é um cimento de ionómero de vidro cuja formulação se baseia na tecnologia de nanoenchimento ligado. As propriedades mecânicas do nano-ionómero são melhoradas pela combinação de vidro de fluoroaluminossilicato, nano cargas e aglomerados de nano cargas. Os componentes das nano cargas também melhoram algumas propriedades físicas da restauração endurecida. Também apresenta uma elevada libertação de flúor que é recarregável depois de ser exposta a uma fonte de flúor tópica. Adicionalmente, testes in vitro mostraram que o nano ionómero (Ketac N100) tem a capacidade de criar uma zona de inibição de cáries após exposição ácida. [28]

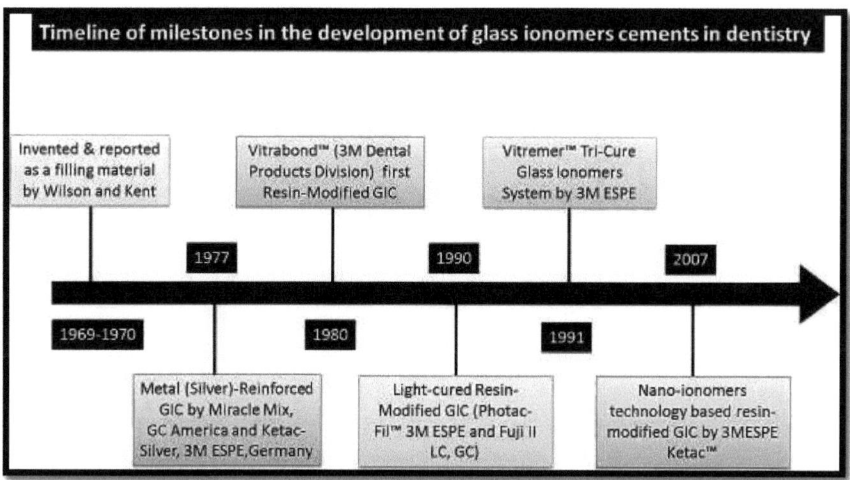

Linha cronológica dos marcos no desenvolvimento de cimentos de ionómero de vidro e nano-ionómeros para restaurações dentárias.

11) Solução de esterilização nano

A Gandly Enterprises Inc., Florida, desenvolveu uma nova solução de esterilização segundo o conceito de nanoemulsão. As gotículas de óleo nanométricas atacam e destroem os agentes patogénicos. [16]

Por exemplo: Eco Tru Desinfetante.

Vantagens:

- Amplo espetro
- Hipoalérgico
- Não-corodificação
- Não mancha o tecido
- Não requerem vestuário de proteção
- Amigo do ambiente
- Compatível com vários materiais de impressão.

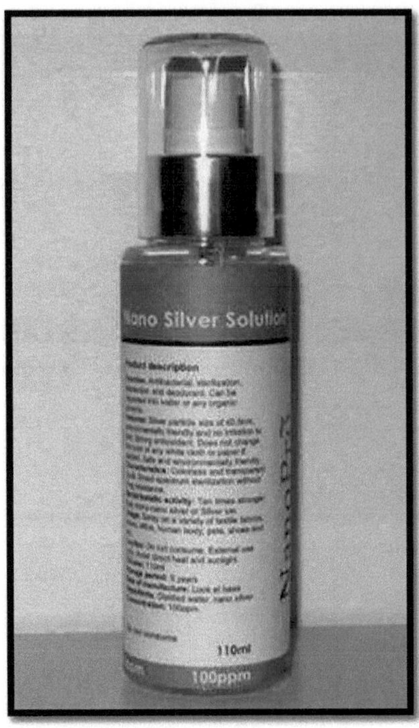

Solução de esterilização Nano

12) Materiais para induzir o crescimento ósseo

O osso é um compósito nanoestruturado natural constituído por compostos orgânicos (principalmente colagénio) reforçados com iões inorgânicos (HA). É esta nanoestrutura natural que a nanotecnologia pretende imitar para aplicações dentárias. Quanto mais pequeno for o tamanho das partículas, maior será a área de superfície em volume. O Nanobone utiliza este princípio. Os nanocristalitos apresentam uma microestrutura solta, com nanoporos situados entre os cristalitos. Esta estrutura material será completada por poros na zona do micrómetro. Ao seguir este processo, forma-se uma superfície rugosa na camada limite entre o biomaterial e a célula, o que é muito importante para o rápido crescimento celular. Todos os poros estão interligados. Uma vez que as células são demasiado grandes para os pequenos poros, o plasma sanguíneo, que contém todas as proteínas importantes, é retido nos interstícios[5] .

As nanopartículas de hidroxiapatite utilizadas para tratar defeitos ósseos são:

Ostium (Osartis GmbH, Alemanha) HA VITOSSO (Orthovita, Inc, EUA) HA + TCP

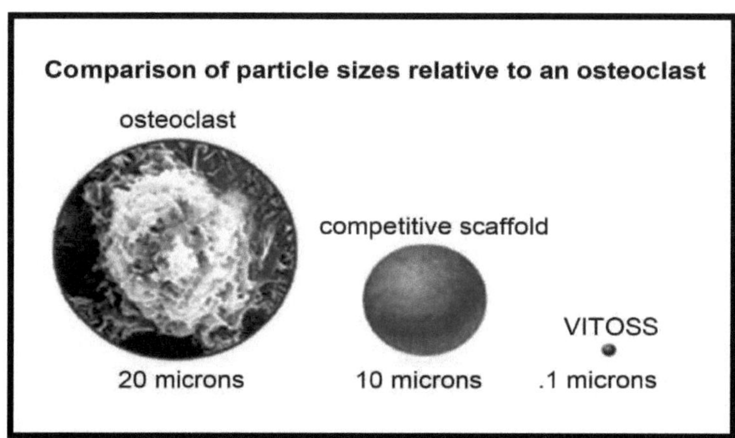

NanOSS™ (Angstrom Medica, EUA) HA

O nano vidro bioativo recentemente desenvolvido, numa concentração inferior a 4mg/ml, revelou-se biocompatível com os fibroblastos gengivais num estudo in vitro[29] . O sulfato de cálcio é utilizado para preencher pequenos espaços vazios, como os encontrados em alvéolos pós-extração e defeitos ósseos periodontais, e como adjuvante dos materiais de enxerto ósseo mais duradouros. O Dr. Ricci formulou um novo nanocompósito à base de sulfato de cálcio. BoneGen-TR, que se reabsorve mais lentamente e regenera o osso de forma mais consistente.

Vitoss feito de β-TCP e composto por nanopartículas (partículas de 100 nm)

13) Nanotecnologia em implantes dentários

Implante dentário é um dispositivo protético feito de material(is) aloplástico(s) implantado(s) nos tecidos orais sob a camada mucosa e/ou periosteal e sobre ou dentro do osso para proporcionar retenção e apoio a uma prótese dentária fixa ou removível; uma substância que é colocada no interior e/ou sobre o osso maxilar para apoiar uma prótese dentária fixa ou removível.

A aplicação da nanotecnologia em implantes dentários pode ser efectuada através do revestimento de nanopartículas sobre os implantes dentários. Foi demonstrado que diferentes tipos de células respondem positivamente à nanotopografia. A superfície do implante desempenha um papel fundamental na determinação da biocompatibilidade e da biointegração, uma vez que está em contacto direto com os tecidos. A composição da superfície do implante, a energia da superfície, a rugosidade da superfície e a topografia da superfície são os quatro factores relacionados com o material que podem influenciar os acontecimentos nas interfaces osso-implante. Foram criadas e utilizadas várias texturas de superfície para influenciar com êxito as respostas das células e dos tecidos. As texturas de superfície são de três tipos: macro, micro e nano. Os materiais "nanoestruturados" podem apresentar propriedades mecânicas, eléctricas, magnéticas e/ou ópticas melhoradas em comparação com os seus equivalentes convencionais à escala micrométrica ou à escala macro (maior). Os materiais nanoestruturados (NS) contêm uma grande fração volumétrica (>50%) de defeitos, tais como fronteiras de grão, fronteiras entre fases e deslocações, o que influencia fortemente as suas propriedades químicas e físicas.

Os implantes dentários biomiméticos podem ser o próximo desenvolvimento neste domínio. Uma variedade de revestimentos biomiméticos pode ser útil para aplicação em pacientes individuais. Por exemplo, o revestimento de implantes com titânio nanotexturizado, hidroxiapatite e agentes farmacológicos, como os bifosponatos, pode induzir a diferenciação e proliferação celular e promover uma maior vascularização no osso altamente cortical, melhorando assim as condições para a remodelação óssea precoce e a longo prazo (em resposta à carga funcional).

Modificações químicas Oxidação anódica

A anodização é uma das técnicas mais utilizadas para criar nanoestruturas com diâmetros inferiores a 100 nm em implantes de titânio.[30] A tensão e a corrente contínua (corrente galvânica) são utilizadas para engrossar a camada de óxido entre as superfícies dos implantes. Através da regulação da tensão e da densidade, é possível controlar os diâmetros dos nanotubos e a distância entre eles. A título de exemplo, o resultado da anodização do titânio em ácido fluorídrico diluído a 20 V durante 20 minutos é a criação de nanotubos de superfície, enquanto a anodização a 10 V durante o mesmo tempo produz nanopartículas. Além disso, a distância entre nanotubos/nanopartículas pode ser muito diferente consoante as superfícies. As caraterísticas à nanoescala podem ser separadas alternativamente por espaços à microescala ou à nanoescala.

A nanopadronização oxidativa confere aos metais à base de Ti a capacidade de influenciar seletivamente o comportamento celular, aumentando o crescimento de células osteoblásticas e limitando a proliferação de fibroblastos. Os estudos confirmaram que a superfície do implante com caraterísticas de interface de nanotubos de $TiO2$ de 30 nm influencia positivamente o contacto osso-implante (BIC) e a formação óssea peri-implantar.[31]

Combinações de Ácidos (Bases) e Oxidantes

A combinação de ácidos fortes é eficaz na criação de uma rede fina de nanopits numa superfície de titânio (diâmetro 20-100 nm). A amostra de titânio é gravada com uma solução de ácidos fortes, por exemplo, H2SO4 e $H2O2$, a uma temperatura constante e durante um período de tempo específico. A gravação é então interrompida pela adição de água destilada. Os discos recuperados são novamente lavados com etanol num banho de ultra-sons durante 20 minutos e secos.[32]

Especificamente, o tratamento com H2SO4-H2O2 em implantes de titânio em forma de parafuso cria um nanopadrão que foi demonstrado *in vivo* como estando associado a uma osteogénese melhorada. Estudos confirmaram esta observação, afirmando a promoção do crescimento de células estaminais proporcionada pela nanopatternização oxidativa.

Modificações físicas

Pulverização de plasma

O processo de deposição de plasma é capaz de criar uma nanoestrutura de superfície projectada, com caraterísticas normalmente inferiores a 100 nm. O processo permite que uma vasta gama de materiais (por exemplo, Ag, Au, Ti, etc.) seja revestida numa vasta gama de materiais subjacentes (por exemplo, metais, polímeros e cerâmicas).[33] Nos implantes dentários, as partículas de titânio depositam-se na superfície do implante com um padrão uniforme. Este método consiste na injeção de pós de titânio numa tocha de plasma a alta temperatura. As partículas de titânio são projectadas na superfície dos implantes, onde se condensam e se fundem, formando uma película com cerca de 30 µm de espessura. A espessura deve atingir 40 a 50 µm para ser uniforme. O revestimento de plasma-spray de titânio resultante tem uma rugosidade média de cerca de 7 µm, o que aumenta a área de superfície do implante. Foi demonstrado que esta topografia tridimensional aumentou a resistência à tração na interface osso/implante.

Foi demonstrado que o revestimento nanoparticulado com partículas de titânio obtido através da técnica de pulverização por plasma aumenta a densidade de osteoblastos na superfície do implante, tanto em estudos *in vitro* como in *vivo*. Em particular, Reising et al. detectaram uma maior deposição de cálcio nas superfícies revestidas com nano-Ti, em comparação com as superfícies não revestidas.

Decapagem

Outra abordagem para o desbaste da superfície de titânio consiste em jactar os implantes com partículas de cerâmica dura. As partículas de cerâmica são projectadas através de um bocal a alta velocidade por meio de ar comprimido. Dependendo do tamanho das partículas de cerâmica, podem ser produzidas diferentes rugosidades de superfície nos implantes de titânio. O material de jato de areia deve ser quimicamente estável, biocompatível e não deve prejudicar a osteointegração dos implantes de titânio. Foram utilizadas várias partículas cerâmicas, tais como partículas de alumina, óxido de titânio e fosfato de cálcio. A espessura da camada porosa pode ser modulada pela granulometria das partículas. Por exemplo, a superfície dos implantes de titânio endósseos comerciais é uma camada porosa rugosa que varia entre 50 e 200 nm, criada através da combinação de jato de partículas e tratamento com fluoreto de hidrogénio. Foi demonstrado que a superfície rugosa estimula a expressão de genes osteoblásticos, bem como melhora a formação óssea e a fixação osso-implante.[34,35] Apesar de ter sido registada uma resposta inflamatória associada, a taxa de sucesso global foi satisfatória, com a maioria dos implantes a apresentarem uma boa osseointegração e estabilidade um ano após a cirurgia. De entre a gama de materiais disponíveis, a alumina é um dos mais utilizados para o jato de areia. Uma nova melhoria na tecnologia de jato de areia foi conseguida através da integração do jato de areia biocerâmico e do condicionamento ácido (BGB/AE), para produzir topografias submicrométricas em implantes de titânio. As avaliações efectuadas

2 meses após a implantação mostraram um BIC e uma densidade de osteócitos significativamente mais elevados à volta dos implantes modificados, em comparação com os implantes simples de ataque ácido duplo.

Os estudos demonstraram ainda que, em torno desta superfície, as células estaminais mesenquimais humanas aumentaram a expressão de colagénio tipo I e de fosfatase alcalina, que é uma enzima chave na biomineralização ao longo da interface osso-implante.

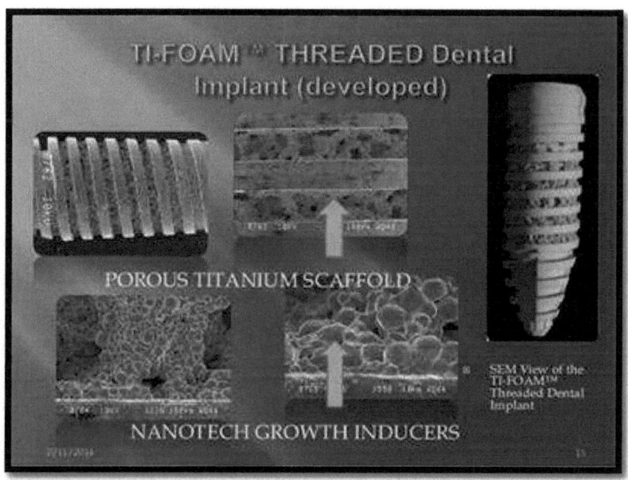

TI - Implante roscado de espuma

Tendências futuras

Revestimentos biomiméticos de fosfato de cálcio em implantes dentários de titânio[36]

Para evitar os inconvenientes dos revestimentos de HA pulverizados por plasma, os cientistas desenvolveram um novo método de revestimento inspirado no processo natural de biomineralização. Neste método biomimético, a precipitação de cristais de apatite de fosfato de cálcio na superfície do titânio a partir de fluidos corporais simulados (SBFs) formou um revestimento à temperatura ambiente.

Incorporação de fármacos biologicamente activos em implantes dentários de titânio

A superfície dos implantes dentários de titânio pode ser revestida com agentes estimulantes do osso, tais como factores de crescimento, a fim de melhorar localmente o processo de cicatrização óssea. Os membros da superfamília do fator de crescimento transformador (TGF-β) e, em particular, as proteínas morfogenéticas ósseas (BMPs), o TGF-β1, o fator de crescimento derivado das plaquetas (PDGF) e os factores de crescimento semelhantes à insulina (IGF-1 e 2) são alguns dos candidatos mais promissores para este fim.

Porque é que os nanomateriais são necessários na medicina dentária?[37]

Apesar de uma melhor compreensão dos materiais e da química, e de melhorias recentes nas propriedades físicas, não foi encontrado nenhum material que seja ideal para qualquer aplicação dentária[9] . Por exemplo, a amálgama de prata tem sido utilizada para restaurações dentárias há mais de um século; no entanto, há muitos anos que existe uma grande preocupação com a toxicidade do mercúrio proveniente das restaurações de amálgama. Outra questão importante é a cor da amálgama por motivos estéticos e estão a ser procurados materiais alternativos para a substituir. Os materiais de restauração compostos têm uma estética promissora, mas são muito sensíveis à técnica e as propriedades mecânicas não são tão boas como as das amálgamas. A natureza organizou os biominerais complexos da melhor forma, desde a escala micro até à escala nanométrica, e ninguém consegue ainda combinar as propriedades biológicas e físicas para obter estruturas ideais. Além disso, nenhum material sintético pode ser suficientemente inteligente para responder a estímulos externos e reagir como os tecidos criados pela natureza[5] . Existem várias opções possíveis para fabricar materiais inteligentes para a construção e imitação da natureza (Quadro 1).

Opção	**Descrição**
Síntese de materiais	Produção de materiais sintéticos com morfologia e propriedades semelhantes às dos tecidos dentários naturais.

Abordagens biomiméticas	Para substituir os tecidos dentários perdidos seguimos os princípios da natureza e produzimos biomateriais que se assemelham muito às propriedades dos tecidos que os substituem.
Engenharia de tecidos	Utilização de abordagens de medicina regenerativa e de engenharia de tecidos para substituir os tecidos dentários perdidos através de regenerações.

(Quadro 1)

Todas estas abordagens não são possíveis sem a intervenção da nanotecnologia. Por exemplo, os componentes necessários para a conceção de tais biomateriais (biomoléculas, células, suportes de engenharia de tecidos e sinais) implicam o desenvolvimento de nanomateriais. Os tecidos duros dentários (esmalte, dentina e cemento) são compostos por unidades estruturais à escala nanométrica e as suas propriedades mecânicas, como a dureza e o módulo de elasticidade, podem variar de um ponto para outro. Por conseguinte, são necessários biomateriais sintéticos de natureza semelhante para se aproximarem das propriedades dos tecidos naturais. Além disso, existe uma enorme procura e um mercado global para materiais dentários modernos. Por exemplo, o mercado mundial de materiais dentários de restauração de resina composta foi de 550 milhões de euros por ano em 2005. Prevê-se que o mercado mundial de materiais dentários aumente rapidamente devido a múltiplos factores, como uma maior sensibilização dos pacientes para os biomateriais, um estilo de vida mais saudável e o aumento da população e da esperança de vida. Não há dúvida de que a procura de biomateriais dentários está a aumentar rapidamente e não existem materiais dentários disponíveis com propriedades ideais para quaisquer aplicações dentárias. Há muita esperança em torno dos nanomateriais em termos de desenvolvimento de novos materiais ou de melhorias significativas nas propriedades dos materiais existentes.

6. DESAFIOS E NANOTECNOLOGIA OS DESAFIOS ENFRENTADOS PELA NANOTECNOLOGIA SÃO:

- Posicionamento e montagem precisos de peças à escala molecular
- Técnica económica de produção em massa de nanorrobôs
- Biocompatibilidade
- Coordenação simultânea das actividades de um grande número de robôs independentes à escala micrométrica.
- Questões sociais de aceitação pública, ética, regulamentação e segurança humana

PROBLEMAS DE INVESTIGAÇÃO EM NANOTECNOLOGIAS NA ÍNDIA

- Decisões estratégicas dolorosamente lentas
- Financiamento insuficiente
- Falta de envolvimento das empresas privadas
- Problema de retenção de mão de obra formada[1]

DESAFIOS ENFRENTADOS PELA NANOTECNOLOGIA NO TRATAMENTO DO CANCRO

A nanotecnologia tem muitas vantagens na terapia do cancro. Com dimensões reduzidas, as plataformas nanotecnológicas podem entrar na vasculatura tumoral através do EPR. Além disso, a funcionalização com polímeros/oligómeros hidrofílicos pode proporcionar uma longa circulação. A inclusão de resíduos de reconhecimento de tecidos, como anticorpos, lectinas e ligandos específicos para células cancerígenas, pode ajudar as plataformas nanotecnológicas a atingir o alvo das células tumorais. Para ultrapassar a MDR das células cancerígenas, um dos principais desafios de uma terapia eficaz contra o cancro, foram desenvolvidas combinações de plataformas nanotecnológicas multifuncionais e outras terapias, que obtiveram êxitos significativos[38] .

No entanto, existem ainda desafios ao desenvolvimento e aplicação de plataformas nanotecnológicas na terapia do cancro, tais como o conhecimento limitado da fisiologia das células cancerosas, a pequena variedade e a fraca funcionalização dos nanomateriais médicos e a falta de critérios de avaliação clínica. No entanto, com novos avanços na funcionalização baseados no conhecimento profundo das caraterísticas fisiológicas das células cancerígenas, as plataformas nanotecnológicas prometem mudar essencialmente a prática da oncologia, permitindo terapias orientadas fáceis e eficazes[38] .

6. FUTURO DA NANOTECNOLOGIA

Prevê-se que a nanotecnologia venha a alterar os cuidados de saúde de uma forma fundamental:

- Novos métodos de diagnóstico e prevenção de doenças
- Seleção terapêutica adaptada ao perfil do doente
- Administração de medicamentos e terapia genética[1]

MEDICAMENTOS ANTI-RETROVIRAIS (MEDICAMENTOS ANTI-HIV) E NANOTECNOLOGIA

A infeção pelo VIH atingiu níveis pandémicos. Devido à complexidade do ciclo de infeção pelo VIH e dos alvos para a administração de medicamentos destinados a prevenir ou tratar esta doença, são necessários sistemas de administração de medicamentos mais eficientes. Foram estudadas várias formas de nanocarreadores como meio de aumentar a eficácia da administração de medicamentos anti-retrovirais para a prevenção e a terapia do VIH[39] . Entre elas, contam-se as nanopartículas (poliméricas, inorgânicas e lipídicas sólidas), os lipossomas, as micelas poliméricas, os dendrímeros, as ciclodextrinas e as nanoformulações celulares.

Estes sistemas de administração de fármacos revelaram-se promissores em vários modelos, desde *in vitro* a *in vivo.* Foi demonstrado que a aplicação de sistemas de nanocarreadores para a administração de fármacos anti-retrovirais pode alcançar uma distribuição mais eficiente, proporcionar um mecanismo para atravessar a BHE e outras barreiras tecidulares ou celulares à administração e proporcionar um meio para ultrapassar barreiras inatas à administração, como o muco.

À medida que se dispuser de mais informações sobre a infeção pelo VIH e o seu ciclo de vida, deverão estar disponíveis nanocarreadores com melhores modificadores de superfície para uma melhor orientação e uma duração de ação mais longa. A maior parte do trabalho realizado até à data no domínio dos sistemas de administração de medicamentos anti-retrovirais em nanocarreadores envolve a utilização de agentes anti-retrovirais únicos. Dado que se verificou que a utilização de combinações de medicamentos pode conduzir a tratamentos mais eficazes e à redução dos perfis de resistência, devem ser efectuados estudos que apliquem nanocarreadores a estratégias de administração combinada. Devem ser efectuados mais estudos sobre os perfis de segurança e eficácia dos nanocarreadores anti-retrovirais.

Atualmente, existe pouca informação disponível sobre a toxicidade a curto e a longo prazo dos nanocarreadores. Por último, as considerações de aumento de escala para o fabrico de sistemas de nanocarreadores é outra questão que deve ser abordada para tornar viável a abordagem terapêutica dos nanocarreadores. Nanocarreadores multifuncionais para diagnóstico, administração de fármacos e tratamento orientado através da barreira hemato-encefálica

A nanotecnologia trouxe uma variedade de novas possibilidades à descoberta biológica e à prática clínica. Em particular, os transportadores à escala nanométrica revolucionaram a administração de fármacos, permitindo que os agentes terapêuticos sejam seletivamente dirigidos a um órgão, tecido e célula específicos, minimizando também a exposição de tecidos saudáveis aos fármacos. Os sistemas de administração de fármacos à escala nanométrica dizem respeito principalmente à funcionalização de nanocarreadores, à administração a órgãos-alvo e à imagiologia in vivo. Os últimos desenvolvimentos em estratégias de conjugação altamente específicas que são utilizadas para fixar biomoléculas à superfície de nanopartículas (NP) são tidos em conta em primeiro lugar[40] .

Para além das capacidades de transporte de fármacos, a funcionalização dos nanocarreadores também facilita o seu transporte para os órgãos-alvo primários. A principal vantagem dos nanocarreadores é a sua capacidade de atravessar a barreira hemato-encefálica (BHE), uma camada de células endoteliais que envolve o cérebro e que impede a entrada de moléculas de elevado peso molecular no cérebro. A BHE tem várias moléculas de transporte, como os factores de crescimento, a insulina e a transferrina, que podem potencialmente aumentar a eficiência e a cinética dos nanocarreadores dirigidos ao cérebro[40] .

Os potenciais tratamentos para doenças neurológicas comuns, como acidentes vasculares cerebrais, tumores e doença de Alzheimer, são, por conseguinte, uma aplicação muito procurada da nanomedicina. Tal como qualquer outro sistema de administração de fármacos, é necessário registar uma série de parâmetros após a administração de nanopartículas funcionalizadas, por exemplo, a sua eficiência na seleção de órgãos, bioacumulação e excreção. Por último, a imagiologia direta in vivo dos nanomateriais é um domínio recente e interessante que pode permitir o rastreio em tempo real desses nanocarreadores. Globalmente, prevê-se um grande potencial para os nanocarreadores no diagnóstico médico, na terapêutica e na seleção de alvos moleculares[40] .

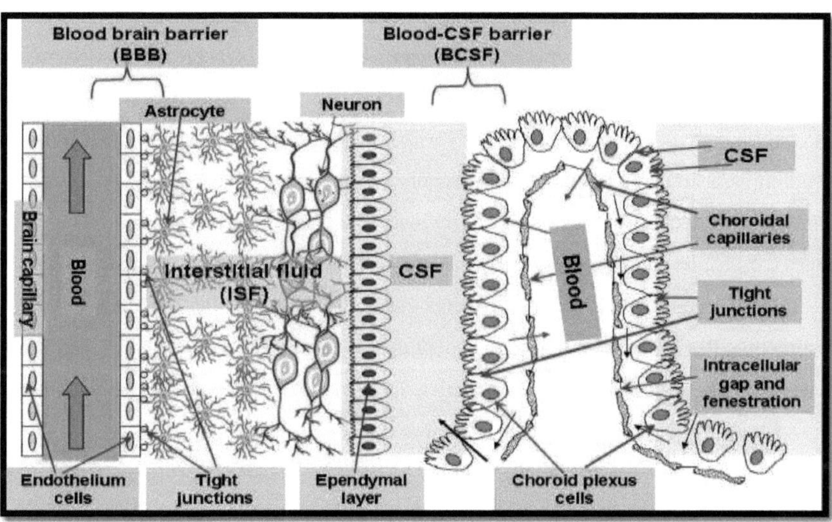

BARREIRA HEMATO-ENCEFÁLICA

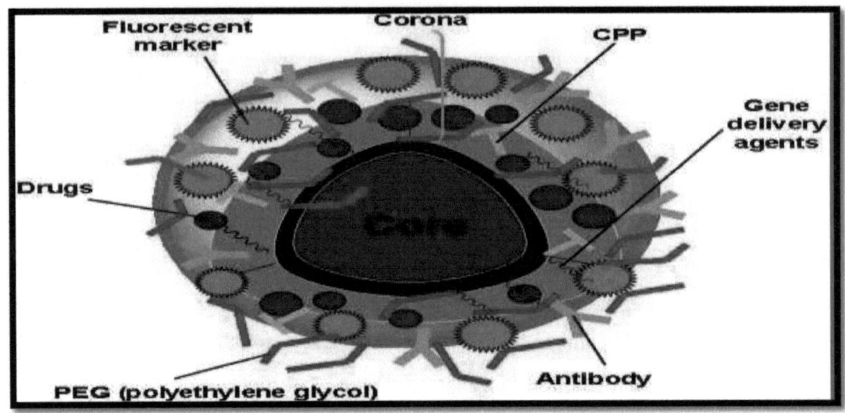

Representação esquemática de uma NP multifuncional para diagnóstico e fármacos entrega.

Os copolímeros de polietilenoglicol (PEG) são um dos veículos mais populares para a administração de fármacos. As NPs podem ser funcionalizadas com marcadores fluorescentes adequados, anticorpos contra marcadores tumorais, agentes de entrega de genes e moléculas de fármacos revestidas com uma forma de PEG. O anticorpo está a utilizar uma molécula de ligação longa que permite que o anticorpo adira aos revestimentos PEG. Em contrapartida, os péptidos de penetração celular (CPP), utilizados para desencadear uma rápida absorção celular, são ligados utilizando moléculas de ligação curtas

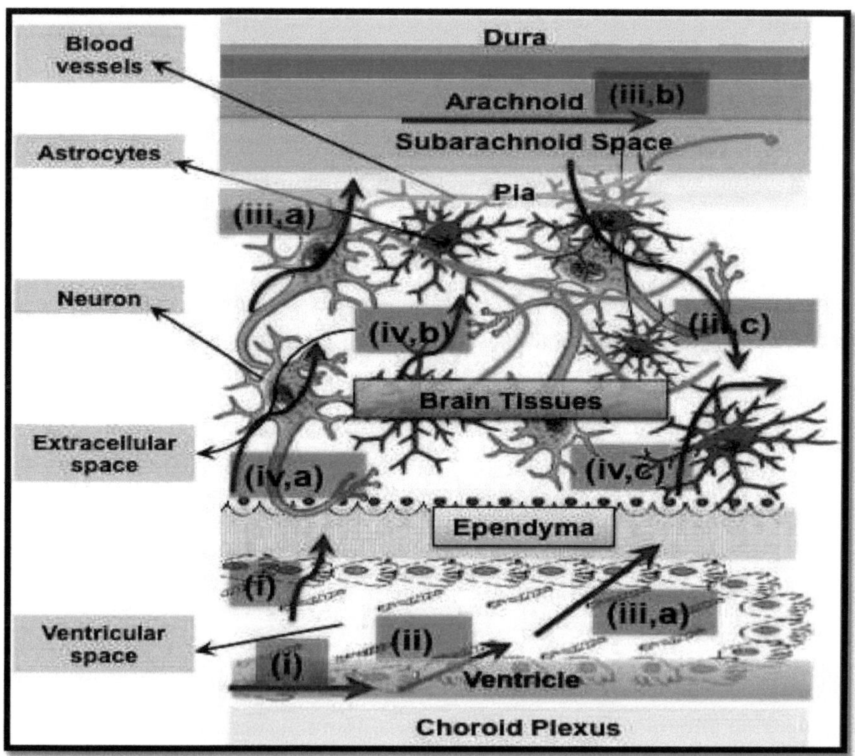

Destino dos fármacos libertados pelos sistemas "nanocarreadores" no cérebro. As principais formas de penetração dos fármacos e dos nanocarreadores no espaço extracelular do cérebro

7. CONCLUSÃO

Não há dúvida de que a procura de biomateriais dentários está a aumentar rapidamente e não existem materiais dentários disponíveis com propriedades ideais para quaisquer aplicações dentárias. Os nanomateriais são muito promissores em termos de desenvolvimento de novos materiais ou de melhorias significativas das propriedades dos materiais existentes. Os avanços nas nanotecnologias estão a preparar o futuro da medicina dentária. O âmbito dos nanomateriais em medicina dentária é brilhante e será útil para melhorar a qualidade de vida dos pacientes. Por exemplo, o conceito de utilização de nano-robôs ou denti-robôs para combater as bactérias e abrigá-las na flora oral, o diagnóstico e o tempo de tratamento a reduzir de meses para dias ou de dias para horas serão o resultado da investigação científica em nano-dentisteria. Tudo isto se tornará uma possibilidade dentro de 10 a 20 anos. Esta é uma área de investigação muito ativa em todo o mundo, que envolve muitos fundos de investigação. É de esperar que, no futuro, a ciência dos materiais dentários possa mudar significativamente com uma melhor compreensão e a introdução de novos nano biomateriais.

O desenvolvimento futuro da tecnologia da prótese dentária tem sido reconhecido como dependente do progresso da ciência dos materiais. Os nanomateriais têm desempenhado um papel significativo na inovação científica básica e na mudança tecnológica clínica da prótese dentária. Com as tecnologias emergentes e o aparecimento de novas nanotecnologias no campo da medicina dentária, há uma melhoria em todos os aspectos do diagnóstico, da terapêutica e da medicina dentária estética.

A nanotecnologia tornará os cuidados de saúde mais eficazes e acessíveis. Nos próximos anos, a tecnologia molecular estará destinada a tornar-se a tecnologia de base subjacente a todo o século XXI da medicina e da medicina dentária.

Esta ciência pode parecer ficção agora, mas a nanodentística tem um forte potencial para revolucionar a medicina dentária no que diz respeito ao diagnóstico e tratamento de doenças dentárias no futuro, uma vez que abre novas vias para uma vasta e abundante investigação. A nanotecnologia irá mudar a medicina dentária, os cuidados de saúde e a vida humana de forma mais profunda do que muitos desenvolvimentos do passado. Quando a nanomecânica estiver disponível, o sonho final dos médicos de todo o mundo tornar-se-á, finalmente, uma realidade. Robôs à microescala programáveis e controláveis, compostos por peças à escala nanométrica fabricadas com uma precisão nanométrica, permitirão aos dentistas e aos médicos executar procedimentos curativos e reconstrutivos a nível celular e molecular. Antes disso, têm de cumprir todas as normas de segurança.

"Por isso, não fiques à espera que as coisas aconteçam, começa a acreditar e vamos contribuir com a nossa parte para que tenhas mais saúde."

8. BIBLIOGRAFIA

1. Kumar Saravana , Vijaylakshmi ; Nanotecnologia em medicina dentária ;Ind J Dent Res 2006 ; 17(2); 62-65

2. Ingle Ekta, Gopal K Saraswathi; Nanodentistry: A Hype or Hope ;J Oral Health Comm Dent 2011; 5(2): 64-67

3. A Silva Gabriel; Introdução à Nanotecnologia e suas aplicações na Medicina; Surg Neurol2004; 61: 216-220

4. M Whitesides George , Love J Christopher ; A arte de construir pequeno; Scientific American Journal; 2001;33-41

5. Kanaparthy Rosiah , Kanaparthy Aruna ; The Changing Face of Dentistry: Nanotecnologia: Jornal Internacional de Nanomedicina 2011;6: 2799-2804

6. A Saunders Scott ; Atualidade prática da nanotecnologia em medicina dentária, Parte I: Foco em restaurações de nanocompósitos e biomimética; Clinical Cosmetic and Investigational Dentistry 2009;1; 477-61

7. Patil Mallanagouda, Mehta Dhoom Singh , Guvva Sowjanya; Impacto futuro da nanotecnologia na medicina e na medicina dentária; J Indian Soc Periodontol; 2008; Vol12(2)

8. L Schleyer Titus ; Matéria de capa; J Am Dent Assoc;2000; Vol 131; 1567-1568

9. B Mitra Sumita , Wu Dong , N Holmes Brian ; Uma aplicação da nanotecnologia em materiais dentários avançados; J Am Dent Assoc ;2003; Vol 134; 1382-1390

10. A Freitas Robert; Matéria de capa; J Am Dent Assoc;2000; Vol 131; 1559-1565

11. Shafi S S Mahamad ; Nanomedicina e utilização da nanotecnologia em sistemas de administração de medicamentos: Uma nova abordagem; Revista Internacional de Investigação em Ciências Farmacêuticas e Biomédicas;2011;Vol 2(3);926-929

12. V Rybachuk Anna , S Chekman Ivan , Yu Nebesna Tetyana; Nanotecnologia e nanopartículas em medicina dentária; 2009; Journal of Pharmacology And Pharmaceutics; No 1;18-21

13. Asrani Hemant ; Nanodentistry and Its Application; JIDA 2011; Vol 5; No 1; 164-165

14. Mahesh Mundathaje; Nanotecnologia em Prótese Dentária; Journal of International Medicine and Dentistry 2015; 2(3): 186-203

15. V Rybachuk Anna , S Chekman Ivan , Yu Nebesna Tetyana; Nanotecnologia e

nanopartículas em medicina dentária; 2009; Journal of Pharmacology And Pharmaceutics; No 1;18-21

16. Jhaver HM e Balaji: Nanotecnologia: O futuro da medicina dentária, 5:15-17, 2005.

17. Volker W ,AnwynD,Anne K et al.The Emerging NanomedicineLandscape.Nature Biotechnology 2006;Vol 24 :1211-1217

18. Okita N, Orstavik D, Orstavik J, Ostby K. Estudos in vivo e in vitro sobre materiais de dentaduras moles: adesão microbiana e testes de atividade antibacteriana. Dent Mater 1991;7:155-60.

19. Harrison A, Basker RM, Smith IS. A compatibilidade de materiais macios temporários com produtos de limpeza de dentaduras por imersão. Int J Prosthodont 1989;2:254-8

20. Nikawa H, Iwanaga H, Hamada T, Yuhta S. Efeitos dos produtos de limpeza de próteses nos materiais de revestimento de próteses moles diretas. J Prosthet Dent 1994;72:657-62.

21. Fu J, Ji J, Fan D, Shen J. Construção de películas antibacterianas multicamadas contendo nanosilver através da montagem camada a camada de heparina e complexo de iões de quitosano-prata. J Biomed Mater Res A 2006;79:665-74.

22. Ki-Young Nam. Efeito antimicrobiano in vitro do condicionador de tecidos contendo nanopartículas de prata. J Adv Prosthodont 2011;3:20- 4

23. Daugela P, Oziunas R, Zekonis G. Potencial antibacteriano dos cimentos de cimentação dentária contemporâneos. Stomatologija 2008;10(1):16-21.

24. Monteiro DR, Gorup LF, Takamiya AS, Ruvollo-Filho AC, Camargo ERD, Barbosa DB. A crescente importância dos materiais que impedem a adesão microbiana: efeito antimicrobiano de dispositivos médicos contendo prata. Int J Antimicrobial Agents 2009;34(2):103-10.

25. Sintubin L, De Gusseme B, Van Der Meeren P, Pycke BFG, Verstraete W, Boon N. A atividade antibacteriana da prata biogénica e o seu modo de ação. Appl Microbio Biotech 2011;91(1):153-62.

26. Morones JR, Elechiguerra JL, Camacho A. O efeito bactericida das nanopartículas de prata. Nanotechnology 2005;16(10):2346-53.

27. Yoshida K, Tanagawa M, Matsumoto S, Yamada T, Atsuta M. Atividade antibacteriana de compósitos de resina com materiais contendo prata. Euro J Oral Sci

1999;107(4):290- 96.

28. Uysal Tancan, Yagci Ahmet, Uysal Banu e Akdogan Gülsen, 2010. Serão os nano-compósitos e os nano-ionómeros adequados para brackets ortodônticos? European Journal of Orthodontics ;78-82.

29. Tavakoli M, Bateni E, Rismanchian M, Fath M, Doostmohammadi A, Rabiei A, et al. Efeitos de genotoxicidade do vidro nano bioativo e do Novabone bioglass nos fibroblastos gengivais utilizando a eletroforese em gel de célula única (ensaio cometa): Um estudo in vitro. *Dent Res J (Isfahan).* 9(3): 314-320, 2012.

30. von Wilmowsky C, Bauer S, Lutz R, Meisel M, Neukam FW, Toyoshima T, Schmuki P, Nkenke E, Schlegel KA. Avaliação in vivo de nanotubos de TiO2 anódicos: um estudo experimental no porco. J Biomed Mater Res B Appl Biomater 2009 Apr;89(1):165-171.

31. Nanci A, Wuest JD, Peru L, Brunet P, Sharma V, Zalzal S, McKee MD. Modificação química de superfícies de titânio para fixação covalente de moléculas biológicas. J Biomed Mat Res 1998 May;40(2):324-335.

32. Vetrone F, Variola F, de Oliveira TP, Zalzal SF, Yi JH, Sam J, Bombonato-Prado KF, Sarkissian A, Perepichka DF, Wuest JD, et al. Nanoscale oxidative patterning of metallic surfaces to modulate cell activity and fate. Nano Lett 2009;9(2):659-665.

33. Ellingsen JE, Johansson CB, Wennerberg A, Holmén A. Retenção melhorada e contacto osso-implante com implantes de titânio modificados com flúor. Int J Oral Maxillofac Implants 2004 Set-Out;19(5):659-666.

34. Abrahamsson I, Albouy JP, Berglundh T. Implantes cicatrizados com fluoreto colocados em defeitos marginais amplos: um estudo experimental em cães. Clin Oral Implants Res 2008 Feb;19(2):153-159.

35. Aparício C, Gil FJ, Fonseca C, Barbosa M, Planell JA. Comportamento à corrosão do titânio comercialmente puro jateado com diferentes materiais e tamanhos de partículas de jato para aplicações em implantes dentários. Biomaterials 2003 Jan;24(2):263-273.

36. Mantri SS, Mantri SP. A era nano na medicina dentária. J Natural Sci Bio Med 2013;4(1):39- 44.

37. Zohaib Khurshid , Muhammad Zafar , Saad Qasim , Sana Shahab , Mustafa Naseem , Ammar AbuReqaiba ; Avanços em nanotecnologia para odontologia de restauração;

Materials 2015, 8, 717-731

38. Tang Mu Fei, , Sheng Rong Guo Lei Lei; Progressos recentes na nanotecnologia para a terapia do cancro; Chinese Journal of Cancer;2010; Vol 29; Issue 9;775-780

39. Bhaskar Sonu , Tian Furong , Stoegeret Tobias al; Multifunctional Nanocarriers for diagnostic , drug delivery and targeted treatment across blood brain barrier: Perpectivas de rastreio e neuroimagem;Particle and Fibre Toxicology;2010;7:3;1- 25

40. Mallipeddi Rama , Cencia Rohan Lisa ; Progresso da administração de medicamentos anti-retrovirais utilizando a nanotecnologia; International Journal of Nanomedicine; 2010;5;533-547

41. StephanLampl ; Bioestheticsandfunctioninharmony ;International Dentistry;Australasian Edition; VOL.9,NO.1.

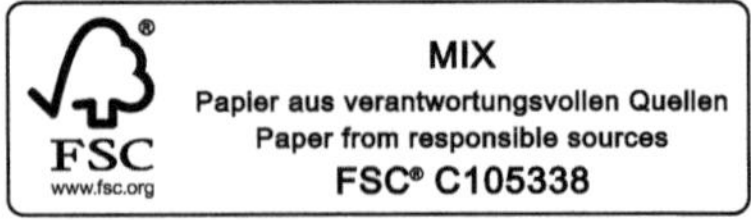

Printed by Books on Demand GmbH, Norderstedt / Germany